U0024892

山口忠夫 Yamaguchi Tadao／著
盧隆婷／譯

THE ROOTS OF Reiki

直傳靈氣

靈氣真相與歷史腳步

傳達「靈氣療法」最本源的真實內涵
揭開誕生於日本的「靈氣傳承」真相

前言

靈氣以「放鬆」或「心的療癒」的概念，在西洋世界擴散傳播。隨著西洋靈氣普及化到全世界之後，長年以來持續不斷地直傳在我們手中的「靈氣」，重新開始獲得評價（其經緯會於第一章中詳述）。

靈氣的創始者臼井甕男（Usui Mikao）大師，於一九二二年創立「心身改善　臼井靈氣療法」，距今已達九十年以上。

菅野和三郎（我母親山口千代子的伯父）自臼井大師的直傳弟子——林忠次郎大師處接受靈授並開始使用靈氣是從一九三〇年開始，距今已達八十三年之久。

在菅野和三郎的引領之下，我母親得以直接從林忠次郎大師處接受直接教導，之後在長達六十五年當中，一直守護著林大師直傳而來之靈氣，直到二〇〇三年才與世長辭。

如今，我重新決定將這寶貴繼承而來的靈氣，以維持原貌不變的形式繼續傳承下去。

至二〇一三年止，修畢直傳靈氣課程的正式學員，遍及全球三十個國家以上，且總人數高達一萬六千人，其中師範格（只可教授直傳靈氣前期課程之教師）有九百人，師範（可教授全部直傳靈氣前期及後期課程之教師）有兩百五十人，大師範（可培養前期教師者）有十二人。

我目前以東京／京都為中心，於日本國內十二個都市及海外十五個國家中，致力擴大推廣直傳靈氣課程中。今後也希望能夠繼續將此課程，傳遞推廣給更多人們。

我創立直傳靈氣研究會的動機，除了衷心希望將林忠次郎大師傳授給我母親的靈氣，能夠依然維持原貌不變的形式，繼續保留傳遞下去之外；最想要傳達的重要訊息就是，希望大家能夠知道，靈氣事實上是屬於醫療的一部分。

在西洋世界實踐靈氣的人們當中，也有許多在醫院已經獲得良好成果的靈氣療法師，因此作為醫療用的靈氣具備無可計數的可能性。

臼井大師和林大師亦是將靈氣活用在醫療範圍上，並且是以此為活動的核心。因此直傳靈氣研究會繼承二位大師之遺志，期待從事醫療的相關人員能夠更加理解靈氣，同時也希望之前學過西洋靈氣的人們，能再一次確認「作為醫療用的靈氣」的重要觀念。

本書是我母親在最晚年的二〇〇三年時發行初版，於二〇〇七年再度以新裝版發行同名書，此版除了沿用初版的內容之外，並以添加最新情報之形式重新改訂後發行。

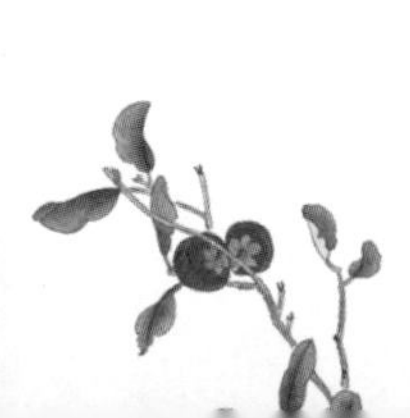

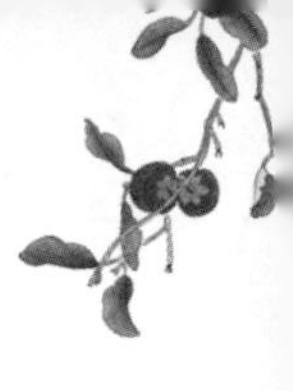

在此書中除了說明靈氣自誕生之後，是以何種方式被繼承至今，又是以何種方式被加以運用之外，也一併介紹了當年林大師是以何種形式來進行講習會（靈授會），還加上當年實際參加過講習會的我母親的證言，以及使用殘存下來的文獻來做詳細的介紹。希望能夠盡力保存及原封重現當年林大師所進行過的講習會之原貌。

亦希望透過此舉，不論是對直傳靈氣的實踐者或是對西洋靈氣的實踐者來說，都能夠共同追溯靈氣的本源，並期待這將成爲一個楔子，提醒人們切勿遺落了靈氣的本質。

若此書能夠有助於大家對靈氣的理解的話，則是敝人最大的甚幸。

二〇一三年三月吉日

直傳靈氣研究會代表　**山口忠夫**

目次

前言……4

第一章　何謂直傳靈氣……13

「靈氣」與「Reiki」之相會……13
靈氣系譜——從日本到西洋……16
日本國內的 Reiki（西洋靈氣）普及……18
創辦直傳靈氣研究會之經緯……20
「靈氣」的漢字表記……21
直傳靈氣與西洋靈氣……24
直傳靈氣與西洋靈氣各級次對照關係……26

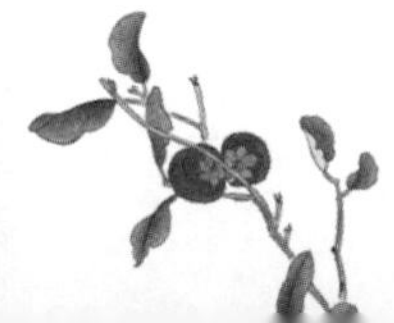

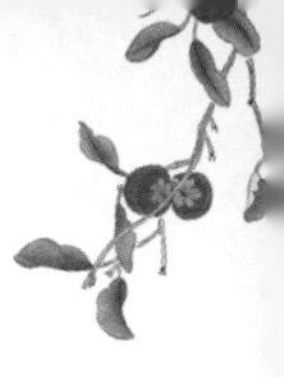

第二章　至今才得以揭開的靈氣眞相……29
靈氣覺醒——臼井甕男大師的開悟……29
臼井靈氣療法的確立與普及……31
現在的臼井靈氣療法學會……36
林忠次郎大師與林靈氣研究會……37
第三章　山口千代子與靈氣的相遇……42
山口千代子的成長過程……42
菅野和三郎與靈氣的相遇……43
克服結核病……45
大聖寺分會的設立……47
山口千代子的靈授體驗……50
成為嫁妝的靈氣……54
第四章　與靈氣共生……58
驚人的靈氣治癒效果……58

靈氣的奇蹟治癒例……61
二次大戰中／二次大戰後，以靈氣保全性命……65
以靈氣拯救被宣告死亡的父親——庄介……67
我的少年時代……69
守護著我的靈氣……71
雙手接觸與雙手隔空……76
透過各式各樣的活動，再度認識到靈氣的卓越性……78
直到人生的最後一刻，都與靈氣共生的千代子老師……81
第五章　林忠次郎大師的授課……87
林忠次郎大師的授課內容……87
病腺內容的傳授……90
五戒……95
言靈力量的淨化……100
明治天皇的御製（和歌）……101

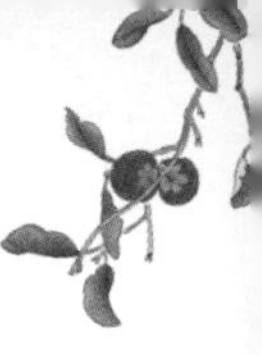

御製的解說……103
活性化生命力的血液交換法……107
血液交換法（施術方法）……109

第六章　林靈氣研究會編制的「療法指針」……112
何謂「療法指針」……112
靈氣治療的原則……118
病腺的蔓延……120
流行性感冒的治療法……121
與臼井大師的「療法指針」之差異……122

第七章　直傳靈氣研究會的實踐……124
直傳靈氣課程的實際狀況……124
直傳靈氣成為替代醫療的王牌……136
外國人專用課程及海外課程……138

第八章 直傳靈氣的奇蹟——體驗者的見證……142

臨床現場的見證……142

1．「靈氣——找尋生命源頭 Looking for the Source」——直傳靈氣研究會代表代行大師範法蘭克．阿加伐．彼得（Frank Arjava Petter，德國）……143

2．「靈氣是日本的重要資產」——大師範 Nishina Masaki（芳療師、美療師、理學博士、《My Home．Reiki》作者）……146

3．「期待讓更多的人能夠透過靈氣，而擁有一雙療癒之手」——大師範 Tanaka Rika（全體性療法師）……151

4．「追求消失的睿智——與直傳靈氣的相遇」——師範 Terashima Takashi（針灸師、按摩指壓師）……158

5．「靈氣——點燃新火焰」——師範 Silke Kleemann（德國）……164

6．「靈氣與我」——大師範 Okazaki Mari（現居加拿大溫哥華）……167

7．「廣傳至美國西岸的直傳靈氣」——師範 Watanabe Kinya（現居美國加州）……174

8．「朝向希望的未來」——師範 Nagaoka Toshimi（整體師）……177

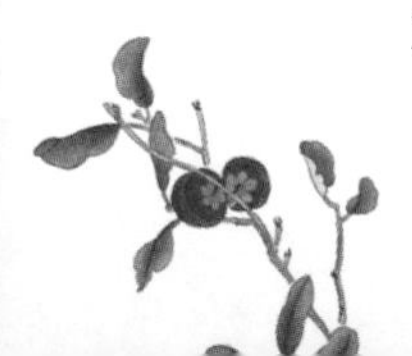

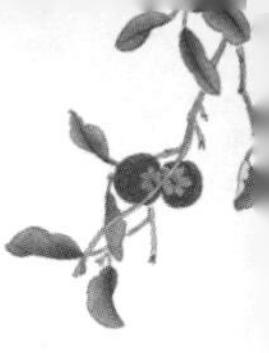

9．「作為替代醫療、家庭療法、自我療法之靈氣」——師範格 Sakata Yukiko
（診所心理療法師）…… 184

海外靈氣教師的聲音 …… 187

1．「被無形的手所召喚」——大師範 Hirota Ikuko（負責海外職員）…… 187

2．「誕生於日本且受到世界各地所喜愛的療法」——師範 Jose Sugawara Alberto
（負責海外職員　阿根廷）…… 193

3．「與靈氣環遊世界」——師範 Amanda Jaynem …… 198

最後——將直傳靈氣的卓越性傳遞到全世界 …… 207

年表・直傳靈氣的歷史腳步 …… 210

直傳靈氣開課資訊 …… 214

第一章　何謂直傳靈氣

「靈氣」與「Reiki」之相會

「靈氣」誕生於日本，且據說是全世界已有高達五百萬人的實踐者的療法。在大正時代由臼井甕男大師所創始，之後雖然經由林忠次郎大師、高田哈瓦優女士而擴散至世界各地，但是在日本國內卻是長久以來銷聲匿跡，不曾出現於任何公開場合。目前我們一般所知道的Reiki（西洋靈氣），都是屬於從西洋世界逆向輸入的「Reiki（西洋靈氣）」。

直到我們家傳的「直傳靈氣」在一九九五年左右被「發現」之前，Reiki（西洋靈氣）的指導者們，當年爲了尋找靈氣的根源，亦曾經來訪過日本並進行相關調查，最後據說他們做出了「在

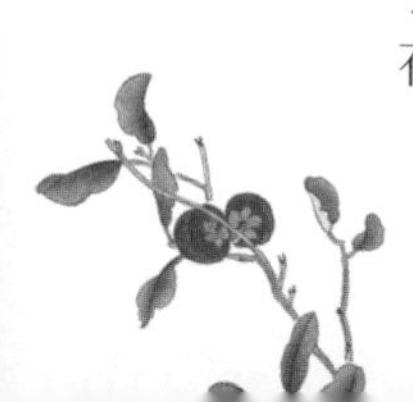

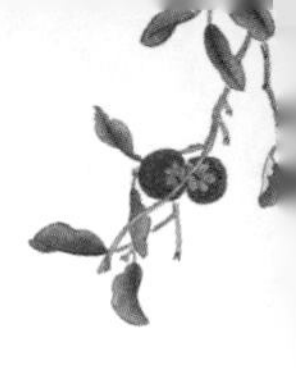

日本已經無法再學習到傳統的靈氣了」的結論。這是因為他們無法找到直接跟臼井甕男大師或林忠次郎大師學習靈氣的人之緣故。

但事實上，在日本國內一直以來都存在著，持續實踐並守護著臼井大師所創立，並經由林大師所傳承下來的「靈氣」的活生生的傳統的人們。我母親就是其中一人。

我從幼年期開始，每次一有受傷或疾病都是母親用靈氣幫我治癒，因此我可以健康地長大成人。母親的兄弟或叔父叔母也都有學習靈氣，包含母親在內的數人甚至都已經具備可以教授他人靈氣的師範資格（教師資格）。

對我來說，我大概就只是覺得，靈氣是我們一族所擁有的特殊祕傳之物而已，之前我從不曾想過靈氣已經遍及全世界，並且有那麼多的人都在尋找保有靈氣傳統者。

我除了一面把持家業外，另外也參與成立地球環境問題的 NGO 活動，因此在許多相關聚會中，我接觸到了印有「靈氣導師（Reiki Teacher）」稱號的名片，這使我有些在意。

「レイキ（Reiki 的日文片假名標示）就是指靈氣嗎？」

「你們的 Reiki 跟我母親或我們所做的靈氣，是相同的東西嗎？」

「為何要將 Reiki 以片假名來標示呢？」

我存有各式各樣的疑問，有一次，我終於忍不住向一位擁有「靈氣教師（Reiki Teacher）」稱號的人詢問，「爲何要將 Reiki 以『片假名』來標示呢?本來不是應該用『靈氣』這漢字來表記嗎?」於是那位靈氣導師回答我「這是因爲，在日本已經沒有人在做傳統靈氣了，因此只剩下西洋式的靈氣可學的緣故。」

於是當我跟那位靈氣導師說，我的母親在距今半個世紀前的一九三八年，是直接從林忠次郎大師處學習靈氣時，他非常地震驚，而且也將這件事跟他的西洋靈氣指導老師傳達。於是這位指導老師就爲了要會見我的母親，而特地來到京都。

在那時這位西洋靈氣導師與我母親的對話內容，已經完全公開在他的著書中。而那本著書所引起的反響，大到實在是令我們無法想像。

爾後就有許多國內外著名的西洋靈氣指導老師們不斷地來訪我母親與我，並勸說希望能夠將直接向林大師所學習到的靈氣系統，傳遞給更多的人。因此在這之後，我就於一九九九年創立直傳靈氣研究會。

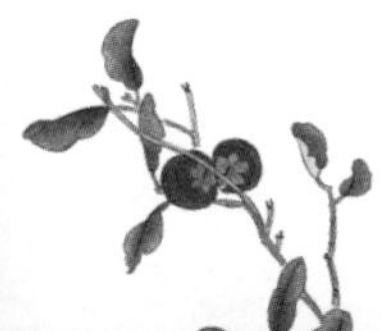

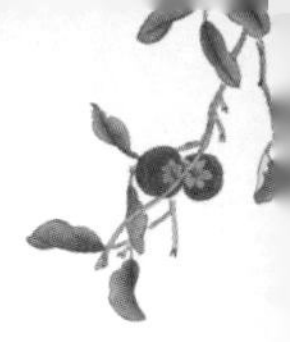

靈氣系譜——從日本到西洋

靈氣以「Reiki」之名廣爲世界所知，是由於高田哈瓦優女士（Hawayo Takada，一九〇〇～一九八〇）的貢獻。高田哈瓦優女士將靈氣帶入歐美世界，並進而發展廣傳至世界各國。

高田哈瓦優女士是一位出生於夏威夷，雙親均是日本人的女性。她在二次大戰前的一九三五年，因爲罹患心臟、胃、肺及膽囊的疾病，生命如同風中之燭非常不樂觀，因此她便回到雙親的祖國日本進行養病。

她選擇回到日本，是因爲考慮到萬一她比先生早一步離開人世時，則她的兩位還小的女兒便可以託付她的雙親代爲照顧。

據說，即使當高田哈瓦優回到日本之後，她的病症也一天一天地越來越惡化，更曾經因爲需要進行大手術，而一度登上過手術檯。但是就在身處於手術檯上的時候，她聽見了來自內在的聲音連續三次告訴她：「沒有必要動手術。」於是最後她選擇從手術檯下來。

因爲她突然從手術檯上下來並離開手術檯，所以讓正在爲她準備手術的護士大吃一驚。可是準備爲她執行手術的醫師，卻非常眞誠地傾聽她的訴求。

她詢問醫師說：「除了手術以外，有沒有其他可以幫助我的方法？」醫生便回答她說：「或許治療需要花費較長的一段時間，如果這樣你也願意的話，那我就介紹給你試試看。」於是這位醫師便介紹了林忠次郎大師給高田哈瓦優女士。

或許是來自上天的安排，或許是奇蹟式的偶然相遇，在高田哈瓦優女士與林忠次郎大師的相遇、與靈氣的相遇，之後他們進行了長達八個月的治療，而高田哈瓦優女士竟然奇蹟式地完全康復了。

據說當時在東京信濃町的林忠次郎大師的道場（治療室）中，設置有八台左右的靈氣台，有十六位靈氣治療家，為前來尋求治療的人們進行治療，而高田哈瓦優女士也是於此接受了靈氣治療。順道一提，在前來尋求治療的患者們當中，有很多都是歌舞伎或戲劇相關人士。

或許高田哈瓦優女士打從心裡，被靈氣的驚人效果所打動，而產生「想要學習靈氣」的想法是實屬必然。因此她在林忠次郎大師處學習靈氣一年之後，一度回到夏威夷。據說在一九三七年，她邀請林忠次郎大師至夏威夷時，便已經被傳授了有關靈氣的所有內容。

當初高田哈瓦優女士，並沒有教授他人靈氣，她只是一味地專心致力於治療他人。而在四十年後的一九七八年左右，才終於開始教授他人靈氣，但是至一九八〇年的八十歲過世之前，她總共培育了二十二位的靈氣指導者。

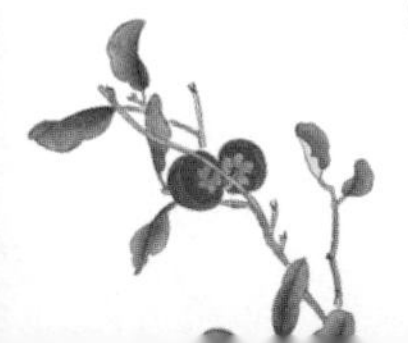

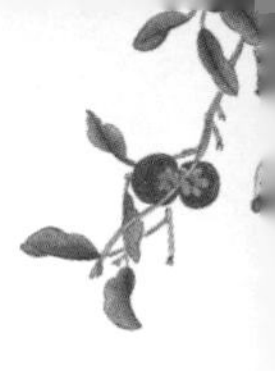

而由這二十二位靈氣指導者在世界各地普及靈氣的結果，現在據知世界上約有五百萬人都在實踐「Reiki（西洋靈氣）」。

目前國際有名的靈氣團體有二，一是由高田哈瓦優女士的孫女Phyllis Lei Furumoto所代表的「The Reiki Alliance」，另一個則是Barbara Weber Ray所代表的「The Radiance Technique」。而除了這兩個團體以外，還有其他獨自進行推廣活動的高田哈瓦優女士的弟子們，由於他們在歐美大力推廣靈氣，結果就使Reiki（西洋靈氣）經由各式各樣的路徑，逆向輸回靈氣的起源地日本。

日本國內的Reiki（西洋靈氣）普及

日本於一九八七年左右，由「The Radiance Technique」協會開始靈氣的教授課程，從此以後靈氣便漸漸在日本普及化。當時在日本並無法取得教授靈氣的資格（Reiki Teacher），但在一九九三年由一位住在札幌的德國教師法蘭克・阿加伐・彼得（Frank Arjava Petter）公開教導「教師課程（Teacher Course）」後，日本人的靈氣教師才開始接連地誕生，而靈氣實踐者人數也呈現爆炸性的增加。現在推測在日本全國約有五萬人以上的學習者。

當靈氣在日本開始普及的同時，便陸續出現了許多想要尋找靈氣的起源路徑的人們，也因而臼井甕男大師所創立的「臼井靈氣療法學會」的存在，便逐漸爲世人所知。但是，因爲此學會對外部一般人均是關閉門戶，因此已經無法正確得知最初創始時靈氣的實際樣貌了（參考32頁）。

雖然已經依據創始時的片斷情報，將當時所流傳的有關臼井甕男大師及靈氣相關的「不正確傳言」逐漸一一進行修正，但是核心部分依然還是無法得知。因此隨著時間的流逝，一些西洋的靈氣老師們便妄下結論說「在日本已經無法學習到源自於臼井甕男大師的直傳的靈氣了」。

另一方面，也有利用臼井靈氣療法學會所發行的書物作爲線索，持續探索想要重現最初創始時的靈氣樣貌，雖然臼井甕男大師的著作已經被世界各國以各種語言翻譯出版了，但是靈氣最重要的核心部分「符文」或「靈授方法」並沒有寫入書中，因此決計無人可以得知。

凡是接觸過靈氣的人，都應該曾經想過「眞的無法再學習到當年的臼井大師或林大師直傳的靈氣了嗎？」。

我母親雖然在日常生活中持續使用著靈氣，但此時卻不知道 Reiki（西洋靈氣）已經在全世界如此盛行，甚至不知道竟然會有那麼多人想要尋找相關情報。就在他們與我們之間，完全沒有交集之下，時間就一天天地過去了。

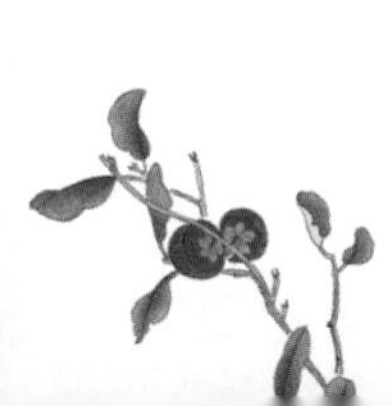

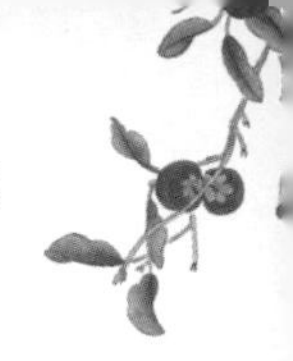

創辦直傳靈氣研究會之經緯

一九九九年時，在前面的章節也有提過，當時在某位著名的靈氣教師（Reiki Teacher）的著作中，正式地公開了我母親山口千代子的存在。而此次的公開所帶來的影響力，超乎我母親跟我的想像，因爲這對日本的 Reiki（西洋靈氣）界來說是個大新聞。

這是因爲，除了我的母親山口千代子是承襲林忠次郎大師的直傳的傳承的事實之外；還有她自十七歲（一九三八年）學習靈氣以來，持續在日常生活中實踐靈氣高達六十五年以上。對學習靈氣的人們來說，發現有人持續在日常生活中實踐靈氣長達六十五年以上，這似乎成爲一種莫大的鼓勵。在前述的著作出版後，有許多人都前來登門造訪我母親。這些來拜訪我母親的人們當中，有許多人已經是國內外知名的靈氣教師（Reiki Teacher）。他們都曾幾度勸說，希望我母親與我能夠開辦正式課程，並將林忠次郎大師所直傳的靈氣內容公諸於世。

起初我母親與我都婉拒了此美意，直到有一天，我在一個研究環境問題的團體中，聽到某位人士跟我說：「靈氣並沒有什麼了不起。」這才成爲了我日後決定正式開辦直傳靈氣課程的重大的轉機。

這位人士說，他之前曾經參加過一日的靈氣課程，但他並不覺得自己學會了靈氣，也沒有感受到實際的效果。於是當我更詳細地詢問他之後，我非常驚訝他所學習的靈氣內容，跟我所知道的靈氣精神，簡直有著天壤之別。

這迫使我不得不重視，必須以正確形式來普及林忠次郎大師所直傳的靈氣系統之重要性。這件事便成爲我日後開辦直傳靈氣課程的最大動機。

最初在開辦直傳靈氣課程之際，日本的許多西洋靈氣教師們（Reiki Teacher）提供給我許多建議，幫助我順利創辦以我爲核心的「直傳靈氣研究會」。所以藉此機會再次對所有提供大力協助的人們，致上我最誠摯的感謝。

「靈氣」的漢字表記

目前，靈氣在海外是以「Reiki」表記。在英國的頗具權威字典「柯林斯英語詞典（Collins English Dictionary）」新版中，甚至還特別說明了「靈氣」這個名詞。「靈氣：爲了療癒及恢復元氣，而給予患者能量的一種療法。」從此便可以得知，靈氣已然成爲一種熱門語言了。

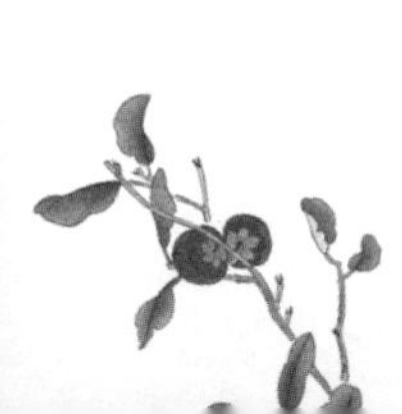

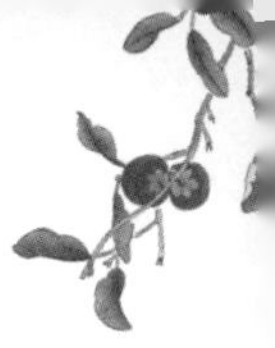

雨＋器＋巫＝

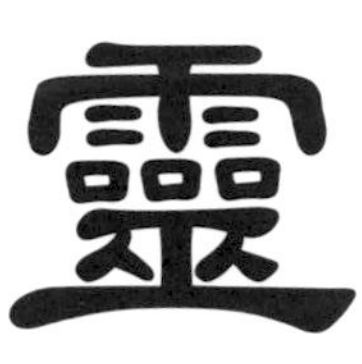

另外，在美國的「The Gale Encyclopedia of Medicine」中，也同樣提到了「Reiki」，並做出善意的說明介紹。「Reiki：據患者報告，其具有緩和痛苦、安定情緒、受傷早期恢復、改善高血壓、減輕生產時痛苦等效果。」

因爲靈氣是從西洋世界逆向輸入而回流至日本國內，因此一般在日本國內會以Reiki的日文片假名「レイキ」作爲表記。而使用片假名進行表記的另外一個原因，主要是來自於文化背景，因爲「靈」這個字會帶給人一種恐懼的印象，但事實上是誤解了它漢字的眞正意義。

「靈」是一種日文的傳統漢字，是象形化雨落下來時的象徵之文字。在古代中國，雨對於農業來說非常重要，因爲雨代表著「來自上天的恩惠」，而靈氣的能量也同樣是來自上天的恩惠。「雨」的下面接著有很多「口」（器的略寫），之後再加上專職神事的「巫」的漢字，而最後就形成「靈」這個文字。所謂「靈」，是指我們人的靈魂（soul），亦被認爲與「神」、「神聖珍貴」、「聖潔」、「超凡卓越」、「慈愛」等意思相通。

而所謂「靈氣」，是指在太陽能量當中，是一種神聖的最高次元能量。靈氣不僅能作用於肉體，亦會深入影響靈魂而帶來深層的療癒，這就是靈氣能量的特質。

「氣」也是一種日文的傳統漢字，同樣地也是舊漢字才具備特殊的意義。本來在日文舊漢字中的「氣」，是象形化「米」字而來，這象徵著能量溢出到四面八方的狀態。而在日文新漢字中的「気」的字形已經轉變成「〆」，因而會產生封閉能量的狀態。

如果只是認爲這些不過就是文字而已的話，當然就不用再繼續深論下去。但是爲了對先人放入文字中的靈魂（此稱爲言靈）表示敬意，因此在「直傳靈氣研究會」中，沿襲臼井大師及林大師時代的傳承，依然堅持採用傳統的漢字「靈氣」來作爲表記。

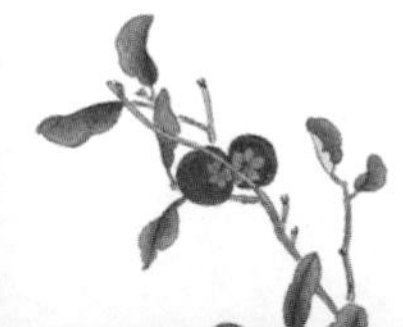

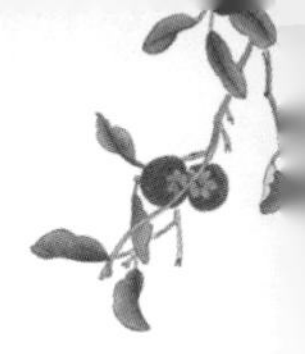

直傳靈氣與西洋靈氣

我最常被詢問一個問題，就是「直傳靈氣與西洋靈氣之差異爲何」？

這兩種一開始可說都是起源於臼井甕男大師，但是並非內容完全相同。這主要是因爲本來起源於日本的靈氣，在傳遞至西洋世界的過程中遺落了某些要素，而同時也被添加了許多新要素。

但是，我本身認爲不應該就此判定西洋靈氣是一種不完整或不正確的靈氣系統。

例如，如果在教授靈氣時，將奉讀明治天皇的御製（和詩）列爲絕對必須條件的話，則在西洋世界就絕對不可能快速普及到今天的盛況，可能就會侷限於非常小部分人，才能接受到靈氣的恩惠。

在與日本完全相異的文化圈中，爲了促進靈氣的普及化而轉換成不同形式，這在某些意義上是必然會出現的結果。因此，我認爲並非聚焦在二者之間（直傳靈氣及西洋靈氣）的差異，更値得重視的是，不管靈氣如何改變其傳播形式，都不會改變靈氣可用來治癒人們的普遍性。

事實上，有位海外著名的靈氣教師（Reiki Teacher），已經成功地在醫院使用靈氣並提出治癒癌症的優異成果。這樣的他應該可說是，與臼井甕男大師及林忠次郎大師所留下的靈氣精神有相通的部分了。

如同上述例子一樣，技術上的差異並不是太重要，最重要的是你如何認眞看待靈氣。

即使如此，我依然認爲正確傳遞林忠次郎大師在世時的靈氣眞實樣貌，極具重大的意義。因此我不僅止於想要正確傳授技法，亦志在將靈氣的內涵精神，再一次地嚴謹重現於現代。

有關「直傳靈氣」的命名，是包含「由林忠次郎大師直傳而來的靈氣系統」的意思，因爲在直傳靈氣的課程當中，我母親所傳授的是忠於林忠次郎大師當年所傳授的原始內容。

由於不允許因爲記憶模糊而帶來誤差，所以也跟我的家族成員們確認過當年的學習內容，因爲他們都同樣接受過林忠次郎大師的教導。在經過所有的仔細確認的程序之後，才規劃出目前的直傳靈氣課程。即使如此，我想有些人還是會對我們是否眞是林忠次郎大師之直傳此部分存有疑問。

但是，我可以斷然說明的有以下兩點：首先要強調的是，直傳靈氣是我母親身體力行實踐長達六十五年以上，並且已經具備相當成果之靈氣系統。再來則是，我們會精益求精，將臼井大師及林大師的精神繼續延續傳承到現代世界。至於其他部分就任憑諸君的判斷了。

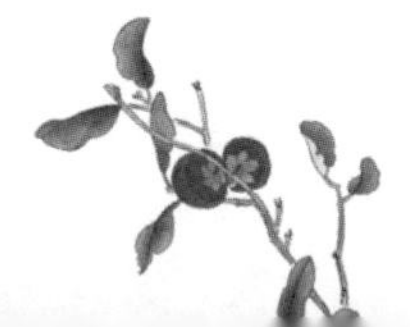

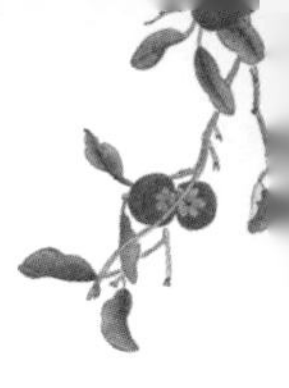

直傳靈氣與西洋靈氣各級次對照關係

西洋靈氣課程大多都設定成四個「級次」。一級是學習使用靈氣的能力，二級是學習三個符號，三級是學習大師符號，四級則是接受成為靈氣教師的訓練。

另一方面，「直傳靈氣課程」級次則是設定為「前期一、二、三」、「後期一、二」、「師範格認定課程（前期講師）」、「師範認定課程（前期及後期講師）」，與西洋靈氣是完全相異的課程結構。

「直傳靈氣課程」級次，是忠實依照當年我母親山口千代子在大聖寺接受的講習會內容所架構而成，亦即完全按照當年「林靈氣研究會」中所設定的級次而成。

在大聖寺的講習會中，最初是以「初傳」、「奧傳」之形式進行。之後逐漸演變成「前期（初傳）」、「後期（奧傳）」，課程總共需要五日。

另外，在林靈氣研究會內，會從奧傳修畢者中，授與僅可教授前期課程的「師範格」資格及可教授前期和後期課程的「師範」資格，對此並無特別的講習內容，而是由林大師指名決定。

現在的直傳靈氣研究會中，將「前期一、二、三」與「後期一、二」整合成三日課程，而之後的「師範格及師範」資格的取得，則是僅限於完成一定條件者；並規定必須分別完成「師範格養成課程」、「師範養成課程」之後，才會認證爲正式教師資格。

因爲考慮需要因應時代變化，因此一方面會繼續沿襲當年在「林靈氣研究會」中的作法，但另一方面則進行了部分的變更。

有關符號（symbol）方面，在直傳靈氣研究會中，繼續依照林大師時代的用字稱謂，因此不稱爲符號、咒語（與西洋靈氣中之稱謂區隔），而將之稱爲「符文（印）」、「咒文」，在「前期三」及「後期一」時，分別都會教授一個「符文（印）」，而在「後期二」時則會再教授一個「咒文」。接著在師範格課程中，也會再傳授一個「符文（印）」。

在此處可能有許多學過西洋靈氣的朋友們，會感到有些混亂。但是希望大家能夠徹底理解，西洋靈氣中的符號，與直傳靈氣中稱之爲「符文」、「咒文」之內涵及使用方法，是兩個完全不相同的系統。

因爲以上所述，相信大家應該可以了解「直傳靈氣」與西洋靈氣的背景完全不同。這樣一來，相信大家應該可以比較清楚，爲何無法將「直傳靈氣」與西洋靈氣進行單純的比較對照。但是，如果硬是要強加進行比對的話，直傳靈氣會比較深入涵蓋，所以大致上可以對應成如下關

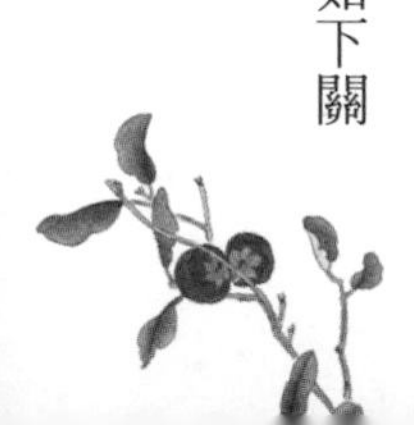

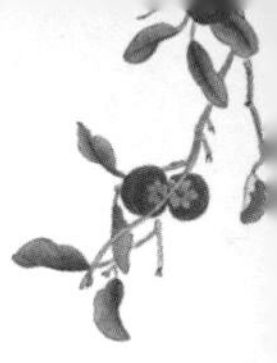

係：「西洋靈氣一級→直傳靈氣前期一、二」、「西洋靈氣二級→直傳靈氣前期三，後期一、二」、「西洋靈氣三級→直傳靈氣師範格養成」、「西洋靈氣四級→直傳靈氣師範養成」。

第二章　至今才得以揭開的靈氣眞相

靈氣覺醒——臼井甕男大師的開悟

本章是基於殘存下來的珍貴資料，說明靈氣的眞實歷史。

靈氣療法的創始者爲臼井甕男大師，他生於慶應元年（一八六五年）八月十五日，出生地是岐阜縣山縣郡谷合村（現爲美山町），其祖先家系爲千葉常胤[1]。他曾在青年時期苦讀向學並數次遠渡重洋前往歐美及中國，因此奠定了他深厚的學習基礎及宏觀開闊的視野。

[1] 一一一八年生—一二〇一年歿。從平安末期到鎌倉初期在千葉縣相馬郡附近活躍的武將。其子孫因為常胤之名，所以許多子孫們在名字中都取有「胤」字。順道一提，臼井大師父親的名字即為「胤氏」。

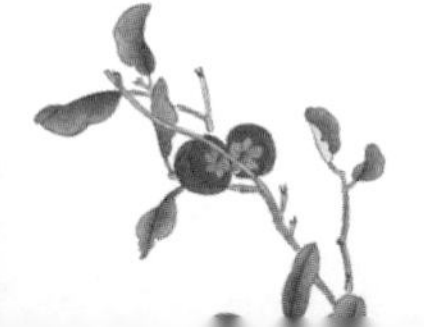

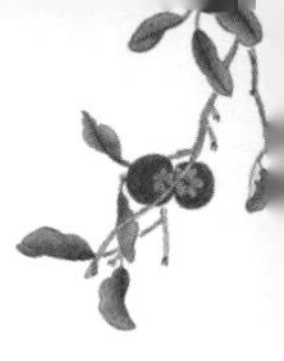

他曾體驗過許多各式各樣的職業，如公務員、公司員工、實業家、新聞記者、政治家祕書、宗教佈道師、教導監獄內受刑者的教戒師等。

在經歷過如上述諸多的人生體驗後，終於有一天開始想要探討人生中的最大命題「人生的最終目的為何」。因此，他開始大量讀遍各類歷史、傳記、醫學、佛教、基督教、心理學、神仙術、易學、人相學……等等的書籍，在不斷地重複鑽研各類學問後，終於獲得的結論是「人生的終極究竟目的，就是在於獲得安心立命」。

「安心立命」，是發祥於儒學而後成為禪學的教導而廣為流傳的話語，即指「心平氣和，一心不亂」之意。

找到了「人生的最終目的為何」的臼井大師，為了獲得可說是眞實開悟的「安心立命」之境界，於是他開始進入禪修之道，而進行了為期將近三年的禪修。

但是這段期間，臼井大師卻因為遲遲無法獲得眞實開悟的境界而感到非常煩惱。最後他便向他所信賴的禪修師父請教說：「我至今都還無法獲得開悟。今後我到底要如何修行，才能獲得眞實的開悟呢？」

於是那位禪師便立刻回答他說：「如果是這樣的話，那你何不試著死一次看看。」

臼井大師因為一直無法獲得眞實的開悟，於是就去請教他所信任的禪師，而禪師竟是回答他：「那何不試著死一次看看。」於是他便抱著「我的人生大概就到此為止了」的覺悟，獨自一人與世隔絕進入京都郊外的鞍馬山，並開始進行斷食。與其說是為了修行而進行的斷食，倒不如說是眞正抱著必死的決心而採取的行動。此時是大正十一年（一九二二年）三月。

臼井甕男大師在進入斷食後的第二十多天的午夜時刻，他突然感受到自己的腦中心部位，像是被落雷擊中般的劇烈衝擊，之後便呈現意識昏迷狀態。

數小時後，當他回過神來時，他才開始注意到天空已經漸漸變亮，而醒來後他覺得自己的身心爽快，於是他就明白知道，當自己受到那樣的劇烈衝擊時，強烈的靈氣貫穿自己的身心，而與體內的靈魂產生了共鳴，因此達成「神即我」、「我即神」的與神（天上太陽）合一的狀態，終於完成了他一直以來想要追求的眞實的開悟境界了。

臼井靈氣療法的確立與普及

臼井甕男大師的開悟，賦予了他某種能力。

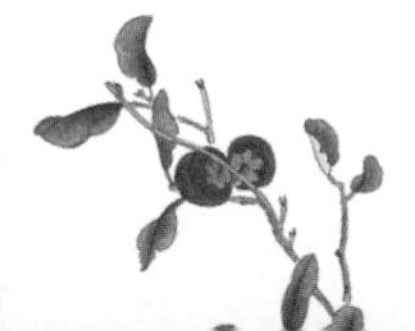

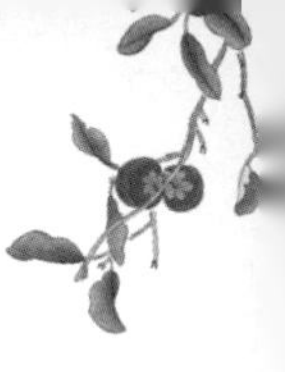

當他爲了要下山跟禪師確認，他此時所獲得的開悟，是否眞是他一直以來所想要的境界時，而就在下山的途中一不小心就被石頭絆倒，因此造成腳指頭的指甲剝落。此時他不假思索地就將手放在受傷處，接著他竟然發現不但該受傷處的疼痛消失，而且亦不再流血，當下便立即治癒了。之後禪師證實他的經驗就是開悟。

之後他又將此能力試用於自己家族的人身上，亦是立即就會產生效果，於是臼井大師便開始想要將此能力所帶來的恩惠，廣泛傳播出去以利益世人。

於是他投入諸多心力研究，終於找出了將自己的能力傳授給他人，且可使他人將其活用於改善身心的方法。此方法即稱爲「心身改善　臼井靈氣療法」。

臼井大師於獲得開悟的隔月，便移住至東京的青山原宿地區，並於此設立「臼井靈氣療法學會」。當他開始正式進行靈氣療法的治療及公開傳授時，前來此處的人們可說是人山人海盛況空前。

爲了讓大家實際感受當年的場面氣氛，所以從臼井靈氣療法學會所發行的「靈氣療法手冊」中，摘錄部分的質疑問答，爲大家做一介紹。

問：何謂臼井靈氣療法

答：（前略）使人的靈性與肉體合一，能夠過著和平及享受的人生，進而從旁療癒其他的病者，而共同增進自他的幸福，這便是臼井靈氣療法的使命。

問：臼井靈氣療法可以治癒任何疾病嗎？

答：不論是精神性疾病，或是機能性疾病，任何疾病均可治癒。

問：臼井靈氣療法只能用來治癒疾病而已嗎？

答：不，不僅可以治癒肉體疾病，亦可以用於矯正心的問題，如煩悶、虛弱、膽小、優柔寡斷、神經質等或其他的不良習性。然後成為更接近神或佛的心，之後便可以治癒他人為主眼，讓自他充滿幸福。

問：像你的治癒靈能是特定具備天賦的人才會擁有，並非是任何人都可以學會。對於此種想法，你有何看法？

答：不，所有具備生命的萬物，生來就會具備上天給予的治癒靈能。舉凡草、木、飛禽走獸、魚蟲皆然一同，特別是身為萬物靈長的人類，更是可以顯著發現此治癒靈能。而臼井靈氣療法，便是將此治癒靈能具體化於世上的方法。

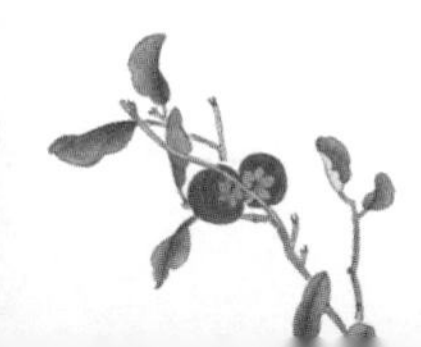

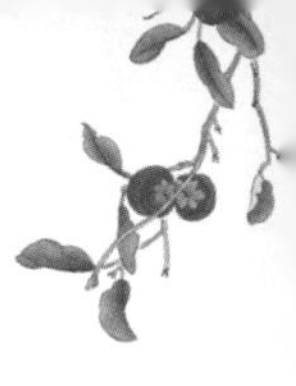

問：任何人都可以接受臼井靈氣療法的傳授嗎？

答：無論男女老壯幼，也無論是否接受過教育，只要是具備一般常識的人，僅僅只需幾日的學習，便確實能夠獲得治癒自他的治癒靈能。

至今為止，我已經傳授了數千百人，沒有一個人會沒有效果。每一個前來接受傳授的人，都只在初傳時便獲得了不起的治癒靈能。

如果仔細想想，會覺得非常不可思議，為何在短短的幾日內，便能夠獲得對人來說最難獲得的治癒靈能，但實際上這卻是極為簡單的事情。

將此等極大的難事，變成為非常容易獲得的事，便是我的靈法之特色。

爲了讓各位感受到當時的場面氣氛，而如實刊載了以上既存的原始說明，相信大致上應該可以掌握住臼井大師原始所要表達的意思。

在臼井靈氣療法學會中，靈氣的能力是在「修養會」（現在的課程之意）中被傳授，這與接受靈授一樣，是爲了讓自身靈魂提升的獨自鍛鍊。

靈氣療法分成「初傳」、「奧傳」、「神祕傳」三個階段。爲了在修養會中進行獨自鍛鍊，據說在「奧傳」階段中，會傳授稱爲「發靈法」之自習方法。

大正十二年（一九二三年）九月，發生關東大地震，當時所到之處都是無數的傷者及病患，且不時都會聽到人們哀嚎遍野。而當時臼井大師就在城內巡迴，不斷地對受災者施作靈氣進行治療。因爲不光是雙手會發出靈氣而已，就連眼睛、雙腳也都會發出靈氣，因此據說當年臼井大師是一人同時對多人進行治療。

在關東大地震之後，臼井靈氣療法學會急速成長，因而導致原本的道場過於狹小，而重新於大正十四年（一九二五年）二月在中野設立了新道場。

此時，臼井靈氣的名聲迅速傳遍日本全國，各地也紛紛開辦支部。臼井大師也接受了來自各地方的邀約，而全心全力地在日本全國各地，致力於普及靈氣療法。非常遺憾的是臼井大師於大正十五年（一九二六年）三月九日，就在舉辦講習會的廣島縣福山，結束了六十二歲的天命。

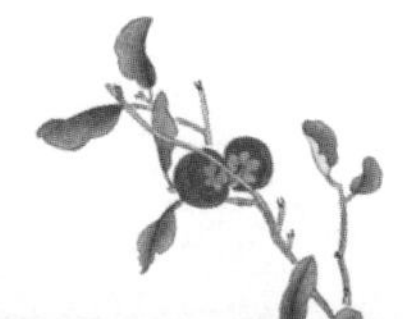

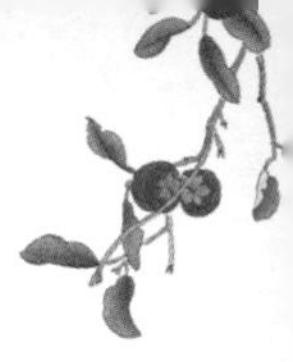

現在的臼井靈氣療法學會

當年臼井大師的門生大約有兩千人，而在臼井大師歸天後，其高徒們繼承了臼井靈氣療法學會。

在許多高徒當中，有許多都是海軍相關人士，如「第二代會長　牛田從三郎」及「第三代會長　武富咸一」均是海軍少將，「第五代會長　和波豊一」是海軍中將。而傳授我母親靈氣的「林忠次郎大師」則是海軍大佐。

海軍會特別關注靈氣是由於當軍艦出征到遠洋時，能夠攜帶上船的醫藥品數量非常有限，因此才會將靈氣作爲替代醫藥品而加以活用。

但是在二次大戰結束後，由於與海軍關係甚深，因此也受到了適得其反的影響，而導致臼井靈氣療法學會的活動大幅受到限制。

當時 GHQ（盟軍最高司令官總司令部）進入日本後，即採取全面禁止西洋醫學以外的民間療法之方針。有些針灸團體以政治活動或是部分的民間療法使用法庭鬥爭等手段，結果雖然可以重新開始營業活動，但是與海軍關係非常深入的臼井靈氣療法學會，卻只能停止一切對外的公開活動。實質上已經是對外部一般人關閉門戶了。

臼井靈氣療法學會至今依然存續著，據說裡面還有三百至四百名左右的會員，但是如果沒有會員的介紹以及全體理事會的一致承認的話，則就無法加入會員，因此一般人要入會是極爲困難的一件事。

另外，據說此學會也禁止對會員以外的一般人施作靈氣。

不可否認，這與當年臼井大師創立的學會性質，已經有相當大的差異出現，但是從歷史的洪流來看，或許也可能是不得不如此做。

林忠次郎大師與林靈氣研究會

臼井大師或許是已經覺悟到自己離死期不遠，因此培育了二十位師範（具備可以傳授他人靈氣的資格者）。在

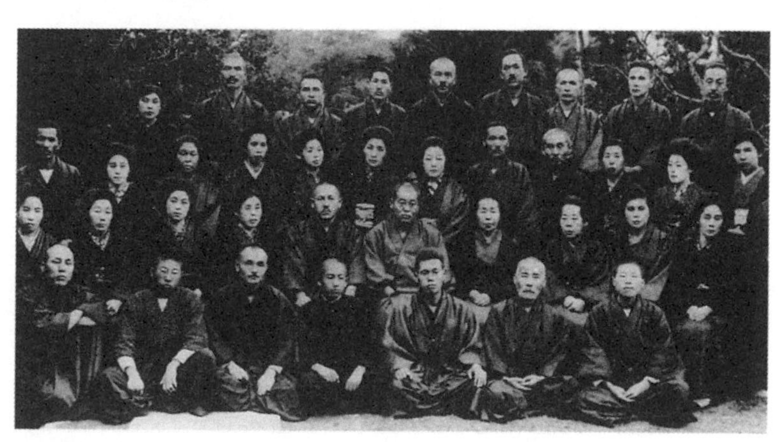

照片前的第二列左起第六位是臼井大師，最後列右起第四人是林大師

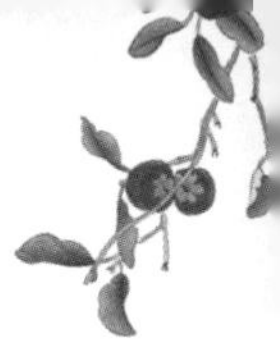

大正十五年（一九二六年）一月十六日所進行的與十九位（二十位師範中，其中一位缺席）師範的靈授會，成了最後一次的師範集會。這次靈授會之後不久，臼井大師便離開人世了。

由臼井大師親自挑選的二十位師範（一人缺席），其中一人便是林忠次郎大師。

林大師生於明治十二年（一八七九年）九月十五日東京府（現東京都），明治三十七年（一九〇四年）參加日俄戰爭，接著於大正七年（一九一八年）就任大湊連要港部部長之要職，最終的軍職階級爲海軍大佐。

林大師於大正十四年（一九二五年）由臼井大師授與師範資格，被准許教授所有的靈氣療法內容，並且於二次世界大戰之前，在東京・信濃町開設靈氣的治療院。

在林大師的治療院中，設有八台的靈氣台。當時有常駐的十六位靈氣療法家爲人進行治療。據說當年的療法形式是一個病患分配兩位療法家，其中一位療法家針對頭部，而另一位療法家則是針對上半身進行靈氣施術。

此外，林大師從臼井靈氣療法學中獨立出來，另外成立「林靈氣研究會」以進行普及靈氣的活動，他在東京、大阪每個月會舉辦一次靈授會，也會接受來自各地方的邀約開課。

林忠次郎大師的經歷

1879 年（明治 12 年）9 月 15 日	東京府（現．東京都）出生
1899 年（明治 32 年）12 月 24 日	第 30 期海軍兵學校入學
1902 年（明治 35 年）12 月 14 日	第 30 期海軍兵學校畢業
1904 年（明治 37 年）2 月 4 日	日俄戰爭開戰，出征港灣部勤務
1905 年（明治 38 年）9 月 5 日	簽訂樸資茅斯條約（日俄和平協定）
1918 年（大正 7 年）	大湊要港部部長 此時，「臼井靈氣療法學會　第三代會長．武富咸一」任職大湊連要港部參謀長
1940 年（昭和 15 年）5 月 11 日	歸幽（過世）

千代子老師與靈氣相遇的地方就是在「石川縣加賀市大聖寺」。雖然當時有能力可以前往大阪學習靈氣療法的許多人們，都非常積極地推廣靈氣療法，但是在當時為了要學習靈氣療法而前往大阪的話，是非常不容易的一件事。因此就由菅野和三郎邀請林大師前來石川縣進行教學，而林大師也爽快應允前往。

自此後，從昭和十年（一九三五年）春天起，林大師在每年春秋兩季都會前往石川縣進行授課。這就是大聖寺分會的起始（此部分詳情，於後詳述）。

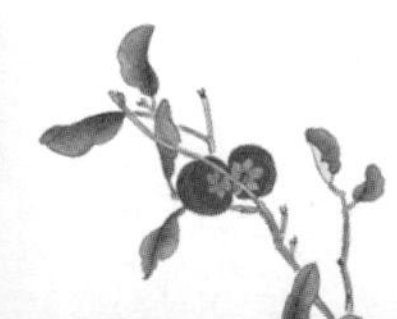

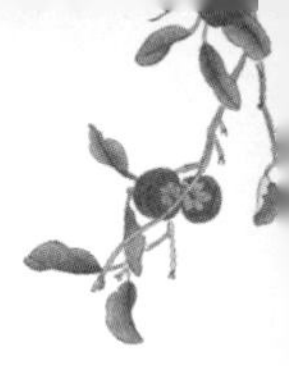

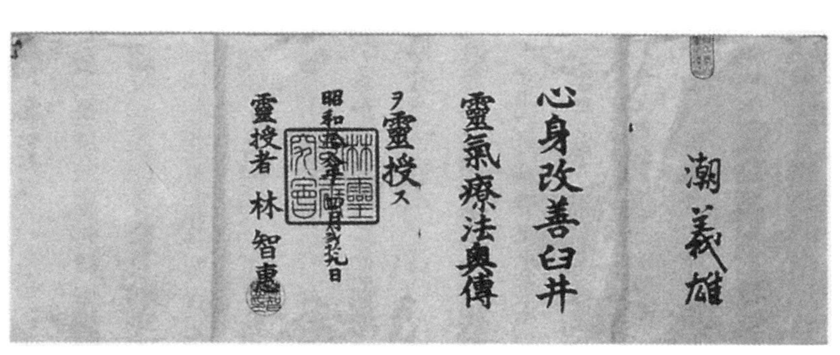

林智慧夫人（林忠次郎之妻）所發行的靈氣修畢證

明治時代非常活躍的劇作家「松居松翁氏」（一八七〇年生～一九三三年）在標題爲「隻手治療萬病的療法」的雜誌訪談中，所提到的靈氣與林大師的文章部分，是了解當時林大師的靈氣活動的貴重資料。

「我接受的是林忠次郎大師（原海軍大佐）的傳授，林大師是位態度極爲認眞且重情重義的人，他就像是個天生就是要來傳授靈氣的人。他在中午前會接受一般人前來治療，每個月有五日會進行教授靈氣療法。」（《Sunday 每日》昭和三年（一九二八年）三月四日號）

雖然是非常簡短的記述，但是卻已經背書說明了當年林靈氣研究會的活動。

昭和十五年（一九四〇年）五月十一日林大師過世後，林智慧夫人繼承了林靈氣研究會，代替林大師奔走全國各地，持續地進行推廣靈氣的相關活動。

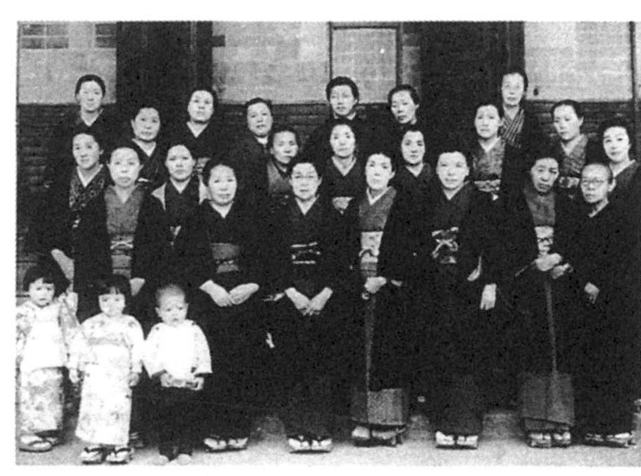

林大師的身後法會。最前面一排中央左手邊是林智慧夫人，而右手邊是菅野千代夫人，其餘是大聖寺分會的人們

林智慧夫人每年也會前往大聖寺分會數次並開辦靈授會。另外，昭和十六年（一九四一年）於大聖寺舉辦了林大師的身後法事，之後也持續進行了數次。

二次大戰後，林夫人也一直持續於春秋兩季前往大聖寺。林夫人無法前往大聖寺時，則由當時的師範繼續舉辦靈授會，致力於靈氣的鍛鍊。當時的參加者們，如今很多都已經不在人世間了。

林大師有兩位兒子，兩人好像都對父親爲了要普及靈氣而常常不在家中感到非常不滿，而均不繼承林靈氣研究會，因此林靈氣研究會在林智慧夫人這一代就結束了。

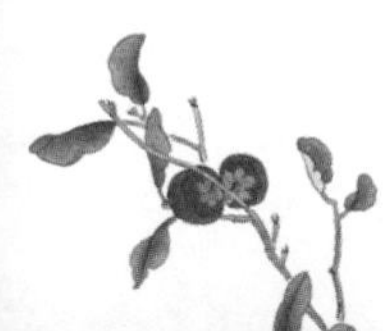

第三章　山口千代子與靈氣的相遇

山口千代子的成長過程

本章會介紹我母親山口千代子與靈氣的關係。

首先從我母親的成長過程開始說起。

大正十年（一九二一年）十二月十八日，山口千代子（舊姓：岩本）出生於京都的三條古川町，是八個兄弟姐妹中的次女，直到小學一年級之前都是居住在京都，而從小學二年級開始便住到在大阪帝塚山的叔父家。叔父名爲菅野和三郎，他是帶給我母親及其他家族親戚日後學習靈氣契機的人。

菅野和三郎自己並沒有小孩，而我母親娘家卻有很多小孩，因此便從我母親娘家過繼了一個小孩來養育。我母親在小學四年級時，與她的哥哥（三男）義雄、姊姊勝江一起住到另一位在石川縣加賀市大聖寺的姓「潮」的親戚家中，之後過了不久就聽說「靈氣」這個詞句。靈氣在潮家似乎是再普通不過的事情，當身體有些不適時，就會聽到有人說「我幫你做靈氣」等的話語。

潮家是非常富裕的家庭，據說一旦他們的房子需要進行大掃除時，就需要數人並且花費兩天才有辦法完成。他們家也擁有農耕地，但都是請人耕作，在這個家中沒有任何人在工作。而據說菅野夫婦在夏天時也都會前來潮家避暑一個月左右。

我母親就是在那樣富裕的家族中成長。在昭和十七年（一九四二年）要結婚之時，還請菅野和三郎前往東京一流的百貨公司，購齊當新娘所需的一切物品，這是一個經濟非常富裕的家庭。

菅野和三郎與靈氣的相遇

菅野和三郎對待我母親就如同是自己親生的女兒一樣，他可說是讓整個家族與靈氣締結上深刻緣分的關鍵人物。

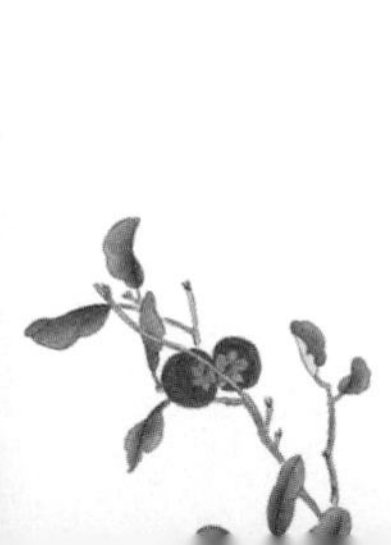

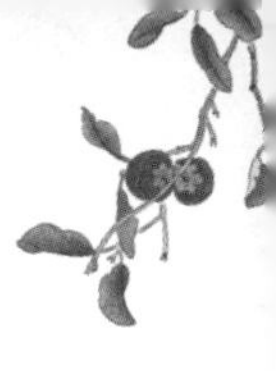

菅野和三郎的故鄉是石川縣加賀市大聖寺，他當年隻身前往大阪，後來出人頭地一路做到大倉洋紙店的董事。大倉洋紙店是明治二十二年（一八八九年）由大倉孫兵衛創立而成，是現今「大倉紙紙漿商事株式會社（SHINSEI PULP & PAPER COMPANY LIMITED）」的前身。

菅野和三郎是一個非常成功的商人，但他的第二個兒子卻在二歲時便過世，第一個兒子也是在十五歲左右就罹患了當時的不治之症結核病而過世。

或許就是因爲即使擁有那麼多的名利、權力、財力，卻還是無法拯救自己的孩子的痛苦往事，引領了菅野和三郎進入靈氣療法的世界。他在昭和四年（一九二九年）時，聽說了傳聞中的靈氣療法，因此就在大阪堺市參加了林忠次郎大師的講習。

當時在大阪的林靈氣研究會，每個月都會開辦一次課程，據說菅野是從第六等、第五等、初傳、奧傳，而將各階段一一完成。

「等」是給予前來參加靈授會（講習會）而體驗靈氣能量者的位階，在「等」的級次時都還不能給予他人靈氣（幫他人施作靈氣）。

「等」總共分級到「第三等」爲止，之後的下一個級次就是「初傳」，可以對應爲現在的「一階」，接著就是「奧傳」，可對應爲「二階」（對應關係，請參考26頁）。

被靈氣的卓越性所打動內心的菅野，不但積極地對自己的同事或部下進行普及活動，另外也以故鄉大聖寺的親戚為中心，大力勸說讓他們前來參加講習。

菅野也很想幫住在故鄉的母親施作靈氣，但因為工作忙碌且遠住在大阪之故，因此便很難如願。於是就叫我母親的姊姊勝江前去大阪學習靈氣。勝江當時就從位於帝塚山的菅野家通勤，而順利完成了初傳及奧傳的學習。

課程的時間很短，一天只有三小時，由於在這之外的時間，林大師都在進行對外治療，因此勝江會一邊幫忙林大師而一邊進行實習。參加者有很多都是歌舞伎工作者，如長谷川一夫（林長次郎）或前前代的中村雁治郎等，因此她留下了許多美好的通勤學習的回憶。

克服結核病

如前所述，菅野和三郎的兒子是因為罹患結核病而過世，因此這就成為他對靈氣療法非常有興趣的原因。日後，他的妻子千代也罹患了結核病，所幸此時的菅野和三郎已經學會靈氣，因此就非常熱心地對妻子進行治療，也有機會讓妻子接受了林大師的治療，而結果這次他的妻子克服

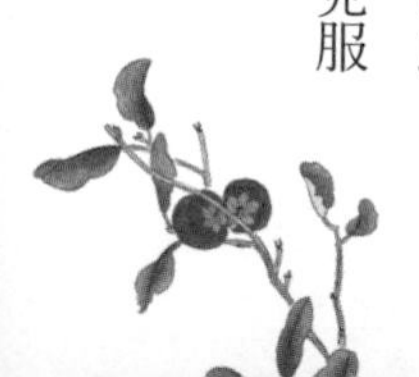

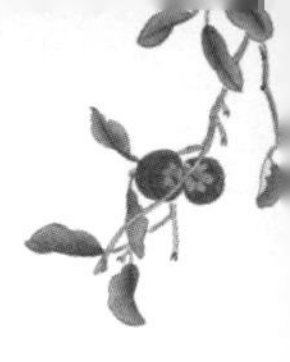

了結核病且完全痊癒。他的妻子千代因爲這樣的過程，因此對於普及靈氣所灌注的熱情，遠遠超越她的丈夫菅野和三郎。

另外，也是我母親戰後才說出來的一件事，就是我母親的哥哥（長男）的結核病也是由菅野夫婦所治癒。

我母親的哥哥（長男），在徵兵檢查時被診斷出「結核」，因此被軍隊判定不合格。就在他被遣回之後，菅野夫婦就在大阪帝塚山附近租了一棟房子，然後請哥哥（長男）及他的母親（亦即和三郎的妹妹、千代子的母親 TOKI）住下，然後將兩個女兒（我母親千代子及另一位年幼的妹妹）暫時託給住在大聖寺的娘家。

菅野夫婦日復一日地全神貫注心力爲長男施作靈氣，也讓他接受了林大師的治療。因此長男的結核病也完全痊癒，且再一次去接受徵兵檢查時也獲得合格。之後在戰爭時也沒有失去寶貴的性命，而元氣地活到六十七歲。

在當時，結核病被認爲是一種不治之症，如果家中有結核病患者的話，則那個家庭中的女兒就無法嫁到任何人家中。因此在當時如果罹患結核病被世間所知的話，那會是非常嚴重的一件事，這是一種不爲當時世間所接受的疾病。因此，當時我母親也不知道自己的哥哥罹患了結核病。

菅野夫婦因爲這次長男的痊癒，而更對靈氣療法產生了絕對的信心。之後妻子千代就開始以大聖寺的親戚爲中心，對許多人進行了靈授。我的父親庄介及其母親八重子也是接受她的靈授。

昭和十五年（一九四〇年）林大師過世後，千代就協助林大師的妻子智惠夫人舉辦靈授會。而林大師的法事在大聖寺舉行時，也是由千代主辦統籌。

大聖寺分會的設立

在大聖寺此地，由於有許多曾經前往過大阪學習靈氣療法的鄉親們，都積極地推廣靈氣療法，而也治癒了相當多的人。因此希望「無論如何，我也想要學習靈氣療法」的人們越來越多，但是在當時如果要學習靈氣療法就得要前往大阪，這對許多人來說是非常困難的一件事。

於是菅野和三郎爲了鄉里人們的學習，便前往邀請在全國各地都有進行教授的林大師前來石川縣，而林大師也非常爽快地就應允說：「如果可以募集滿十人，我便願意前往。」

於是從昭和十年（一九三五年）春天開始，林大師會在每年的春秋兩季時，前往石川縣進行靈氣療法的講習。

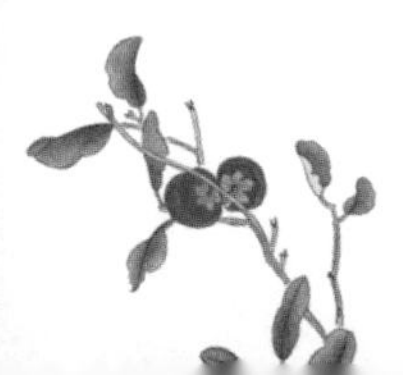

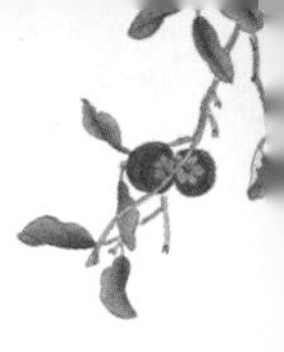

林大師在石川縣時受到非常熱烈的款待，住宿是在山中溫泉的高級旅館，早上及傍晚都是以計程車接送。昭和十年的第一次講習會中，我母親的姊姊勝江也前往參加，這時勝江等於是用複訓的身分參加。

當時林大師在東京或大阪，每個月都會舉行一次課程，而參加者會從第六等開始，循序晉升至第三等，之後會接著學習「初傳」，隨著不斷重複的實習直到可以了解「病腺」的階段時，就可以晉升到學習「奧傳」的資格。但是在東京或大阪以外的講習會，就會排滿一整天，以短期集中的方式進行指導。在石川縣也是一樣，五日的講習之後，便可達到奧傳階段。

林大師除了在東京、大阪之外，也會前往全國各地如青森縣、三重縣、和歌山縣等地進行傳授。在這之中也允許某些地方設立支部，如大阪分會、大聖寺分會。據說在其他地方也有分會，但是在哪裡就無法確認了。

奧傳的下一個階段，就是進入可以教授他人初傳的「師範格」級次，接著就是可以教授他人到奧傳的「師範」級次。大聖寺在昭和十年（一九三五年）時，已經有人取得師範格的資格，所以在林大師無法前來的月份中，每個月都還是會定期開辦靈授會。

母親千代子第一次接受講習是昭和十三年（一九三八年），當時大聖寺分會已經設立，並且已有取得師範資格的教師了。

山口家・潮家・菅野家・岩本家　家系圖

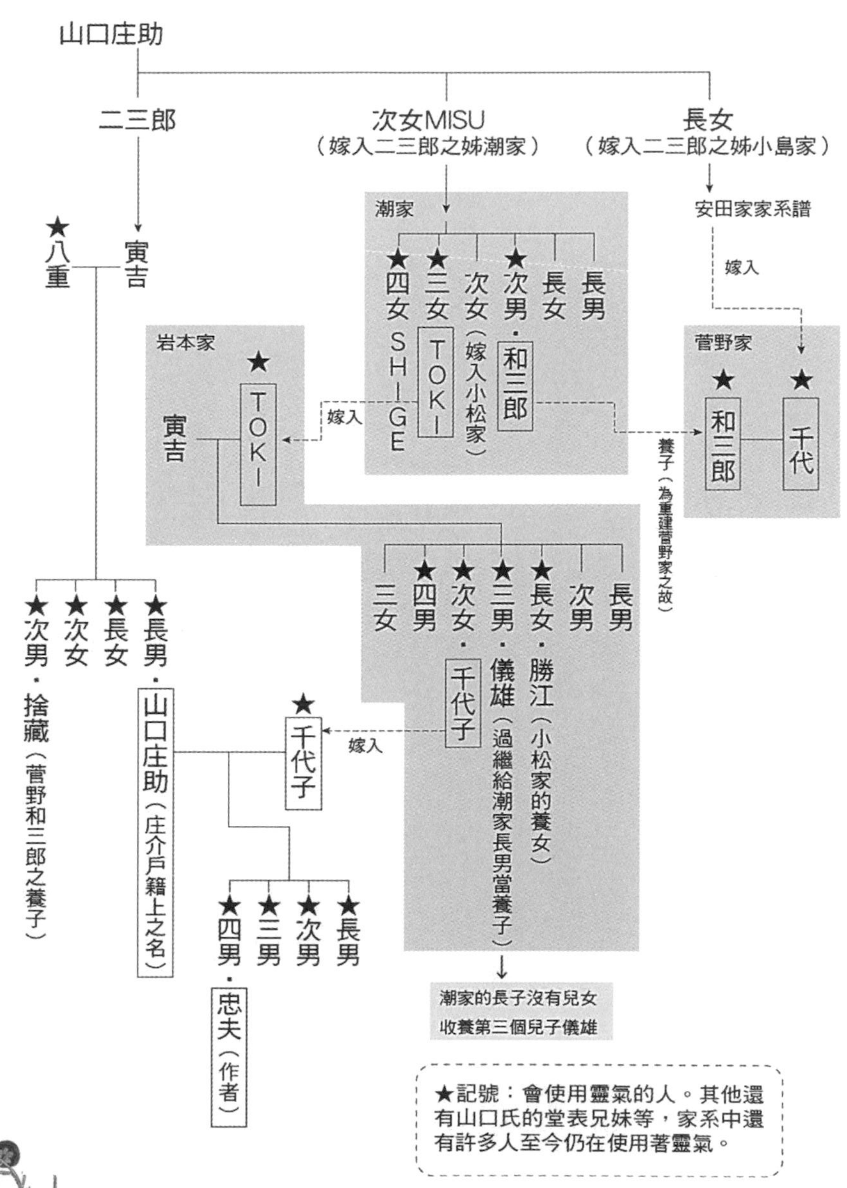

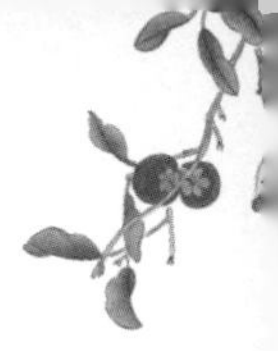

山口千代子的靈授體驗

我母親山口千代子自小學四年級起就住在母方娘家潮家而被養育長大，當時在潮家的日常生活中，活用靈氣像是家常便飯一樣。如頭痛、腹痛、感冒、發熱等時，叔父或叔母、姊姊都會幫忙施作靈氣，而且之後身體就會覺得非常舒適，因此幾乎沒有依賴過醫院或藥物。

我母親因爲看見住在附近的人，常常都會前來接受姊姊的靈氣施術，並且他們被施作靈氣完畢後都變得精神很好，所以都會非常感謝姊姊而很開心地回家。所以，我母親就常常會想說「靈氣眞的是太優越了，我很想要快點學習靈氣」。但是叔父菅野跟她說「等妳女校畢業後，再讓妳學習靈氣」，所以我母親就一直在心裡盼望著那一天快點到來。

當時的入門費用是日幣五十圓。在當年的中學教師月薪還只有日幣四圓七十錢的時代來說，就可以得知這是一個非常高的金額。但是菅野跟我母親說「即使少一個衣櫥當嫁妝，也一定要學習靈氣比較好」，從此處就可以看出，菅野對靈氣療法有著極高的評價。

昭和十三年（一九三八年）三月二十五日，我母親盼望中的接受靈授的日子終於到來了。這時她已經完成了五日的初傳及奧傳。她當時穿著菅野幫她準備的新和服，與姊姊一同前往講習會的會場，即大聖寺分會的會員宅邸。當時十七歲的她一方面非常地開心，但另一方面卻也非常地緊張。

接下來，爲了讓讀者們能夠了解當時的實際氣氛，因此就將我母親的述懷如實刊載。

「當我抵達會場時，已經有幾位人士到場了。他們幾乎都是年長者，因爲也有穿著正式服裝的男性，所以我緊張得像是心臟都快要跳出來似的。姊姊因爲已經參加過大分寺的靈授會，而見到了許多熟面孔的人，所以顯得比較鎮定。當看到照顧自己的親戚叔母出現後，才開始覺得有些放心。

當時一排大約放著五張座墊，總共排了三列，然後大家依序入座，但是那時詳細的參加人數我已經記不得了。

當開始時間一到，先由主辦人進行開場及講習會的說明。在說明接受靈授時的作法中，有提到會將房間整個關暗、跪坐好之後便輕輕閉上雙眼、挺直背脊不要壓迫到下丹田、接受靈授時要合掌、要安靜保持一定的姿勢、直到全員靈授結束前，絕對不能起身或說話等等的注意事項。

說明結束之後，穿著短外罩和服的林忠次郎大師便進入會場。我聽說他以前是位軍人，而他的身高很高，背脊很挺直且非常有威嚴，就像是背後有光環照耀著一樣。

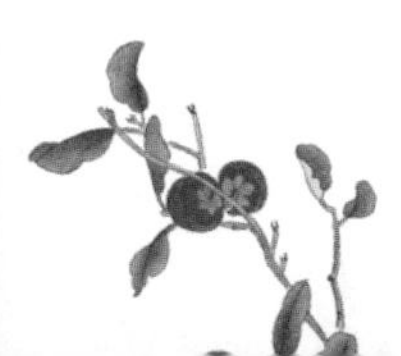

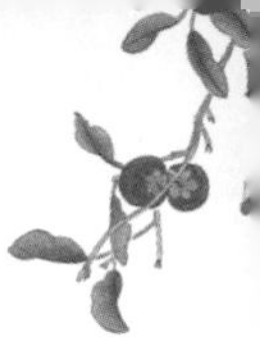

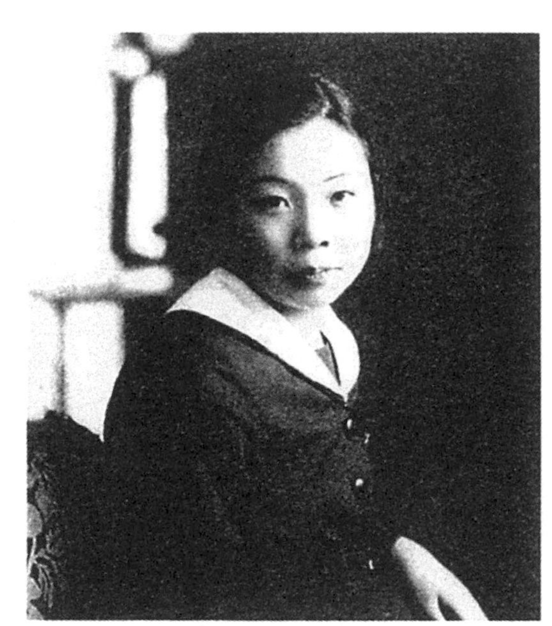

作為嫁妝而學習靈氣的初傳與奧傳時的千代子（十七歲）

靈授開始時就關上木板窗戶及房間內電燈，接著林大師就起音念誦『五戒之書』[2]。因為房間電燈整個被關掉，所以無法看見掛軸『五戒之書』的文字。但林大師起音念誦『就在今日』之後，其他參加者便跟上，然後一起重複三次。

林大師會繞到參加者的背後進行靈授，接著是師範再進行靈授。當時大概有三名左右的師範也在場，但是因為房間很暗，所以並不知道真正的人數。每個人接受靈授的時間大約是五分鐘左右。

2 融入了靈氣創始者臼井甕男的開悟的心，整合而成的五個訓示。參考95頁。

接著林大師會開始朗朗念誦明治天皇的御製[3]，然後大家也會一起跟著念誦。靈授結束之後，全部的參加者會圍成一個圓圈一起進行『靈氣迴流』。在我的記憶當中，林大師有時會一起進入圓圈中練習，而有時會坐在圓圈的中央進行指導。

在『靈氣迴流』之後，林大師就會開始講課。有關講課內容會在第五章中說明。課程訓練從每天早上十點開始，每日到中午前一定會進行一次靈授。上課之外還會進行實習，會在稱爲『靈氣台』的藤床上鋪上專用棉被，然後使用日本棉巾，並讓接受靈氣者平躺後幫他蓋上毛毯，接著大家便開始爲他施作靈氣。使用靈氣台（三十公分左右）是爲了不要造成靈氣施術者下丹田（下腹部）的擠壓。

『這次誰要當模特兒，那今天做頭部試看看。』隔天就會進行仰躺的方式，再隔天就進行伏躺的方式等等，每天都會實際地像這樣進行各式各樣的靈氣施術的練習。有時住在附近的病人也會前來會場，而此時大家就會一起幫他施作靈氣。（千代子談）

[3] 天皇陛下所寫的「和歌」。參考101頁。

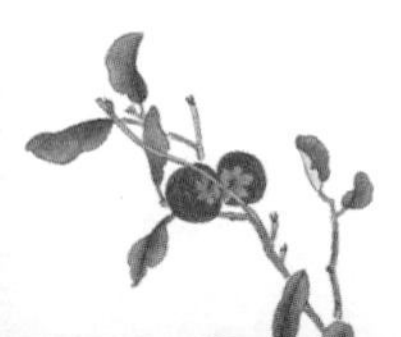

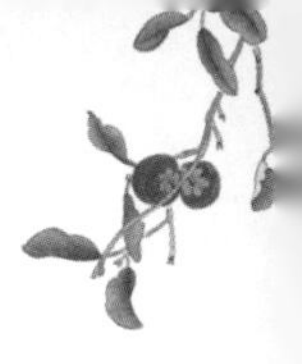

成為嫁妝的靈氣

可能是我母親平常就一直接受靈氣治療，所以在她被靈授後不久，就被潮家的祖母說「你發出很強的靈氣」。之後，只要有人來到家中說「請幫我施作靈氣」時，她都會一一為他們施作靈氣。據說當時有很多是夜尿症或燒燙傷的小孩等等，似乎年幼的小孩居多。

昭和十七年（一九四二年）二十一歲出嫁之後，我母親就實際體認到，真的就跟當時菅野跟她說的話一樣，靈氣是非常有用的嫁妝。以下是我母親實際口述的內容。

「在結婚懷孕之後，我也對我腹中的小孩施作靈氣。不知道是否因為這個原因，我生下來的小孩每個都很健康。我生下的都是男孩共有四人，因此他們每天常常會受傷或瘀青，有時也會生病。每當出現以上狀況時，我就會幫他們施作靈氣，因此一向都會沒事。我的每個小孩就像是被用靈氣養育長大的一樣。」

當時母親被靈授時，雖然也有些女校時代的同班同學會跟她說：

「與其把錢花在那樣的東西（靈氣）上，還不如去旅行或採買和服。」

「只要把手放著，疾病就會治癒的話，那不就是不需要醫生了嗎？」

但是，因爲每日實踐靈氣，所以從我母親的手中所發出的靈氣確實也達到了「不需要醫生」的境界。事實上，我身爲我母親的小孩，從沒有因爲生病而去過醫院。

「有些跟我一起學習的朋友們，因爲沒有像我這樣常常使用靈氣，所以當突然需要用到的時候，好像不太能夠使得上勁。因爲接受靈授後所啓動的靈氣，會因爲每天持續使用的多寡而產生變化。」

我的祖母有個口頭禪，就是常說「要做讓別人開心的事情」，所以當身體有不適的人出現，祖母就會催促我「快點幫他施作靈氣」，而我也會立即將我的手放在那人身上。因此我才有機會能夠經歷到靈氣所帶來的許多驚人效果。（千代子談）

■專欄■　療癒的家系——山口家的歷史

山口家的祖先是現今位於石川縣加賀市大聖寺城的城主・山口玄播頭宗永。當時是配給十萬石的大名，原是豐臣家的忠臣，但在關原合戰中被前田利家所滅亡。

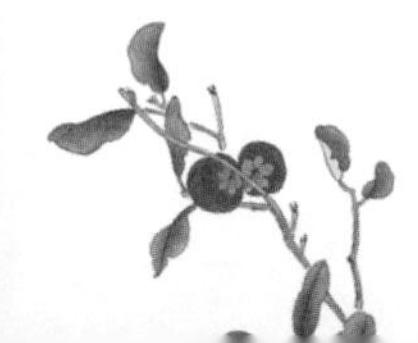

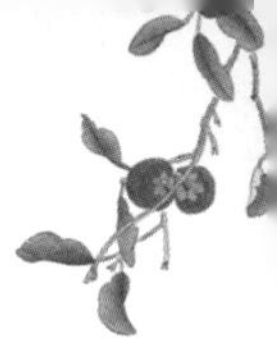

之後，倖存下來的子孫就藏身於現今大聖寺的名為菅生的地方，而就成為庄屋（等同村長）的小孩，代代延續至今。我雖然不清楚我父親是第幾代，但是我父親就是以長男的資格繼承了山口家族的血脈。

非常有趣的是，據說在更早以前，山口家的祖先曾任職神官，也做過使用雙手的療癒工作。或許是因為這樣，山口家有個非常不可思議的傳說，就是「白龍神（白龍大明神）代代守護山口家族」。

傳說中的白龍神為雌雄一對，且口中含著黃金球。兩千年以來一直代代守護山口家族。

山口家的四百坪豪宅內有棵巨大的樹木，而居住在此地的白龍神，只會現身給繼承家族者看見。我聽說父親從小就曾經看到過非常漂亮的白蛇。且在父親死後，母親有時也會見到白龍神現身。

現今，我母親跟我使用靈氣療癒許多人，並教導很多人學習靈氣，或許都是白龍神在冥冥之中協助我們的緣故。

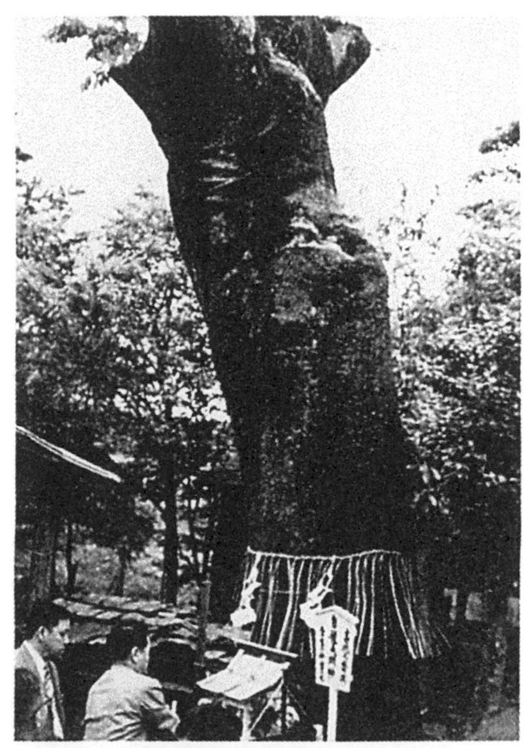

白龍神所居住的巨樹

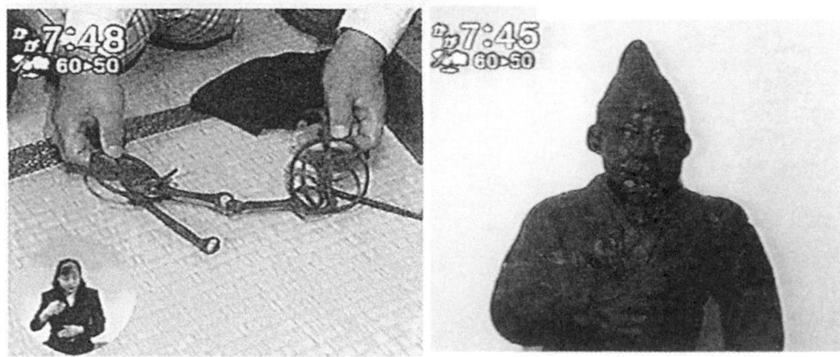

右方照片、山口玄播頭宗忠之像。山口玄播頭宗忠的作戰守護神「蜻蜓」。一九九七年十月十二日電視台節目「石川大百科」（金澤電視），是以山口家族爲主題而製作的節目

第四章　與靈氣共生

驚人的靈氣治癒效果

靈氣在海外以「Reiki」之名而被傳播的過程中，只被一味地強調「療癒（healing）」的膚淺面向，或許在當年的時代背景中，也是一件無可奈何的事情。因爲事實上能夠給予身心無上安樂的靈氣能量，確實是可以讓我們獲得最好的療癒，因此強調這樣的面向並無錯誤。

但是在靈氣療法的初創期，靈氣畢竟是以治療爲主眼的療法。雖然依照現今的日本法律，如果沒有具備國家資格的醫師或針灸師，則就會被規定不可以標榜「治療」。即使法律上是如此，可是在有關靈氣的治療效果方面，我母親實踐了長達六十五年以上的靈氣療法，她可以說便是個活生生的證人。

靈氣對於燒燙傷非常有效，可以治癒燙傷所引起的傷疤疼痛或完全不留疤痕。特別讓人印象深刻的例子是，當時在同一個村裡有一個大約三歲的小孩，他將手直接伸進了火爐內，因此造成了非常嚴重的灼傷。但是當這小孩被帶到我面前的時候，已經是經過了二～三天之後了，所以這小孩的手已經開始化膿變成黃色狀。

當時雖然父母親也有帶他去看醫生，但是醫生也只是對這小孩進行了消毒之後，便將所有手指一起包覆上繃帶，所以他的手指就像野口英世一樣，手指都黏在一起呈現一團球狀。

帶著這小孩前來的父母親，剛開始的態度也是半信半疑，但是當大家一起幫他施作靈氣後，本來因爲疼痛而無法睡覺的他，竟然香甜地睡了二十～三十分鐘。看到這個情形後，他的父母終於開始安心，就想說或許也可以繼續幫他施作靈氣。

之後就每天幫他進行一次一個小時以上的靈氣治療，在大約三～五日後化膿症狀便開始消退，而且表面的皮膚開始剝落，而漸漸完美地再生出帶著微紅色的新皮膚及指甲。這使得我們這群幫助這小孩施作靈氣的人們，感到非常地開心。之後這小孩的手指開始可以活動，他的父母親也非常地開心。（千代子談）

在同一時期，鄰居也有個受到輕微燙傷的孩子，他的手指都黏在一起而無法活動，因爲漸漸長大而手指變長後，爲了不讓手指被手掌吞入，因此只能決定切斷手指的第一關節。

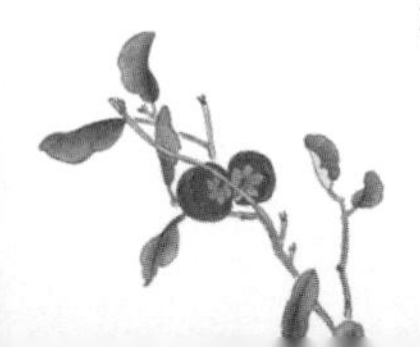

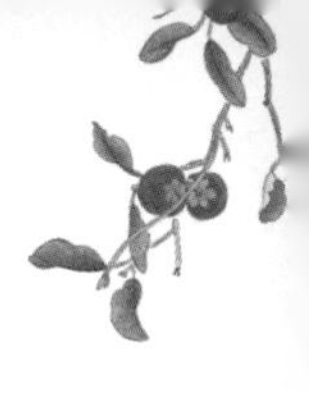

如此看來，從當年的醫療程度來看，確實靈氣可以說是一種「不需要醫生」的卓越療法。

林大師也常說「靈氣會從最底層開始治療」，如同這句話一樣，燙傷不僅止於治療表面皮膚，而會使最底層長出體肉而獲得治癒。有非常多像這樣的燒燙傷的治癒例。

次男被熱湯汁淋到時，我為他施作靈氣，且之後並沒有留下任何疤痕。但是燒燙傷的患部必須要仔細地全面施作靈氣。因爲熱湯汁會四處潑灑，所以有時有些沒有被注意到的部位，就會因爲沒有施作到靈氣而留下疤痕。（千代子談）

還有一次是對一位被熱水袋的熱水淋到肩膀的女孩施作靈氣，即使她因爲大面積的燙傷而起了水泡，但是最後依然沒有留下任何疤痕。另外還有一位老伯，因爲被放在火爐上燒煮的開水燙到腳，而造成了嚴重的燙傷，但是爲他施作兩個禮拜的靈氣之後，令人非常驚訝的是，他竟然也完全被治癒了。（千代子談）

靈氣的奇蹟治癒例

靈氣的治癒例不僅僅只有燒燙傷而已，其治癒例多到數不清。在此就介紹幾個我母親印象中非常深刻的治癒例。

1．眼球的傷

我先生的妹妹，因爲汽車的石炭粉進入眼睛內，而傷到了眼球且開始化膿。醫生跟她說：「妳的右眼已經不行了，如果這樣一直下去，妳的左眼也會跟著瞎掉，因此還是摘除右眼吧。」當我先生的母親聽到了這個消息之後，就請她先不要進行手術，而十萬火急地從石川縣趕到京都。

在我先生的母親抵達京都後，醫生跟她說：「化膿狀況已經越來越嚴重了，所以妳只剩下兩個小時的時間。」

於是我先生的母親及我們，一直不斷對她施作靈氣兩個小時後，當醫生再度前來診斷，發現症狀開始安定下來，所以就決定「再等兩小時，手術先等等吧」。這之後我們還是不斷地爲她施

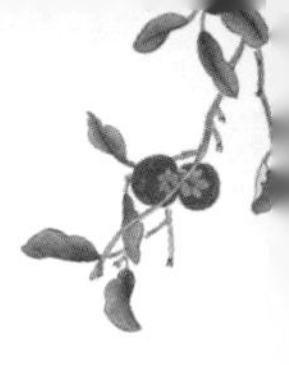

作靈氣，而隨著時間的經過，化膿的眼睛也逐漸恢復安定，最後終於免去進行摘除眼球的手術。（千代子談）

2．喉嚨的洞

有位富山縣的人爲了要讓喉嚨通管，因此就在喉嚨處開了一個洞，但是這個洞經過了一年之後，都還沒有癒合，所以他因爲無法去浸泡溫泉而感到非常煩惱。但是我們幫他施作靈氣將近一個月後，他的喉嚨的洞居然漸漸癒合起來，所以他感到非常開心。

之後他去詢問外科醫生說：「喉嚨的洞是否不會癒合呢？」而醫生的回答是：「喉嚨因爲是體肉很少的地方，因此很難會長肉癒合。」

那位富山縣的人聽了非常感激。這正是「從底層治癒」的意思。（千代子談）

當時在潮家，每天都有絡繹不絕的人前來接受靈氣治療，亦有派汽車接送我姊姊前去施作靈氣者，靈氣的治療效果獲得非常高的評價。（千代子談）

3．外傷

叔父家的三男，因爲盪鞦韆受傷而使他的頭部產生嚴重的裂傷，受傷當晚被認爲是最危險高峰期，但是在爲他施作靈氣之後也獲得治癒。另外也有因爲在河邊遊玩時，而被破掉的玻璃瓶割到大拇指及無名指的人，也是因爲施作靈氣之後，不需要縫合便治癒了。

4．急性肝炎

在我還是小孩子時，有位女性的親戚曾住進我家，然後接受我母親的靈氣。

她因爲急性肝炎而出現黃疸，所以必須進行三個月的動脈注射，但是因爲血管無法浮出，所以就連注射一支藥劑都非常困難。於是我母親就請她來住我家，並且幫她施作了兩個星期的靈氣，當她再度前往醫生處看病時，醫生卻跟她說：「已經不需要注射了。」（千代子談）

5．胰臟癌

這是最近的案例。有位二十多歲罹患胰臟癌的青年，因爲被施作靈氣而獲得治癒。我的某位友人聽到這位青年的女友說「要去澳洲學習靈氣」，因此我的友人就跟她說「妳不須要到澳洲

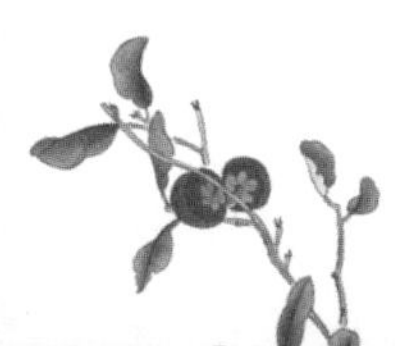

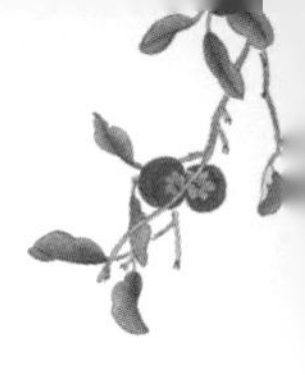

去，我有位朋友在教授之前日本就有的傳統靈氣，我介紹那位朋友給你」，於是就帶著她來找我。

決定幫她及友人進行靈授後，大家就一起幫這位罹患胰臟癌的青年，一星期進行四次左右的靈氣，大約經過了兩個半月後，這位青年的臉色就越來越好，也越來越元氣。

之後這位青年再度前往醫院檢查時，就被診斷爲「無異常」，而至今依然元氣地過著自己的生活。

6．癌症末期

有一位因爲想要接受靈氣而前來的人，但他本人並沒有被告知已經罹患癌症，之前他是因爲家屬不理解而一直無法前來，當他前來我這裡時已經遲了，變成癌症末期了。

因爲他說「即使注射藥物也已經無效，但是被施作靈氣時身體卻會舒適許多」，所以我們也認爲如果當事人只是想要讓身體舒適些的話，那麼幫他施作靈氣亦無妨。此案例可以讓我們了解，靈氣對於減輕癌症所引起的疼痛亦是相當有效。

林忠次郎大師說：「靈氣無法治癒的有結核病第三期、梅毒第三期、痲瘋病第三期。」

二次大戰中／二次大戰後，以靈氣保全性命

在二次世界大戰中／二次世界大戰後的嚴苛時代，靈氣實在是幫了非常大的忙。

我母親在昭和十七年（一九四二年）二月結婚，這一年是二次世界大戰開始的隔年。在結婚前，山口庄介（我父親）一度曾經前往過滿洲的哈爾濱，但因爲身體變差而回到日本，就在等待身體恢復之中也順道結婚了。

結婚後，夫婦兩人一起移住到滿洲，但因爲二次世界大戰的開戰，而也就開啓了他們波瀾萬丈的人生序幕。在如此嚴苛的時代裡還能夠保全性命，可以說完全是靈氣的功勞。

我母親在滿洲生活時，也會對家族或鄰居施作靈氣，最常做的就是止住小孩的蛀牙疼痛，也因此讓大家非常開心。但是靈氣眞正派上用場時，則是日本戰敗後要撤退離開滿洲的時候。

「二戰結束後，因爲治安惡化而我又剛好出現疱疹性瘭疽（手腳指頭的割傷或倒刺等，因小傷口而受到細菌感染所引發的發炎性症狀），但又無法前往看醫生時，正想說該怎麼辦才好，於是最後只好認眞地使用自己的手來施作靈氣，之後也獲得完全治癒。因此當時是非常切身地感受到靈氣的恩惠。

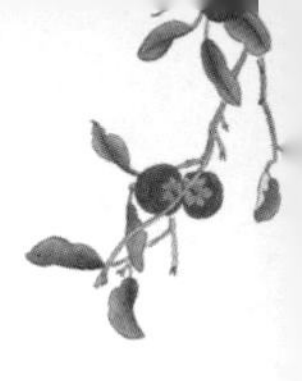

有很多人雖然從遠方帶著小孩撤退，有些人即使能夠帶著小孩順利回到日本，但之後也都變成一身是病；有些則是因爲雙親生病，不得已只好將小孩託付給中國人。當時小學的校園裡擠滿了從遠方撤回的難民們，還有營養失調的孩子們半瘋狂似地刨抓著牆壁而死去。在這樣的環境下，我也對其中許多人們施作靈氣。在沒有醫生、沒有藥物的情況下，靈氣眞的是幫了非常大的忙。

當時我帶著兩個小孩，乘坐在貨物船的底層，經過了一星期才回到日本。在撤退返回日本的船中，雖然同樣都是日本人，但是卻互相偷竊東西，在這種人心惶惶的狀況下，感覺實在是無法爲他人施作靈氣。當時唯一的食糧只有高粱飯，因爲高粱飯而引起腹痛的孩子們，也是因爲我幫他們施作靈氣才能平安痊癒。」（千代子談）

非常遺憾的是，在這樣的混亂當中，當年的林大師所授證的靈氣修畢證書及記載著講義內容的筆記都被燒毀，但是留存在我雙手上的靈氣絕對不會因此而不見，正是因爲有靈氣的幫忙，我們才能在撤退返回日本時，得以保全我們一家的性命。

以靈氣拯救被宣告死亡的父親——庄介

在二次大戰結束的混亂當中，我母親一直無法聯絡上她的丈夫——庄介。但是因爲使用遠距療法進行施作靈氣時，還是可以感受到「病腺」的反應，因此也確信著他還活著。

所謂「病腺」就是指身體的「僵硬」、「固化」，施作靈氣的人如果碰觸到病腺時，就會有獨特的感覺，有時即使隔著一些距離還是可以感受到。我母親的親戚們中，有許多人因爲都學習過靈氣，所以他們也都使用同樣的方式，而可以確認自己親人的存活。

我父親是在昭和二十年（一九四五年）三月被徵兵前往戰場，同年八月雖然戰爭就結束了，但是卻被拘留在西伯利亞，直到昭和二十三年（一九四八年）才回到日本。而我母親因爲知道父親本身就會使用靈氣，所以相信父親不論在戰地中或西伯利亞拘留期間，必定也可以療癒自己或幫助別人，因此她並無不安的情緒。

我父親在回到日本後，於山中溫泉陸軍醫院住院了兩年，那裡的醫師曾說過「他應該沒法活太久，可能無法活到能夠看到長男長大成人吧。」在戰爭時，我父親因爲爆破的衝擊而使後腦杓完全陷沒且頭蓋骨產生裂痕，所以會出現頭痛現象。

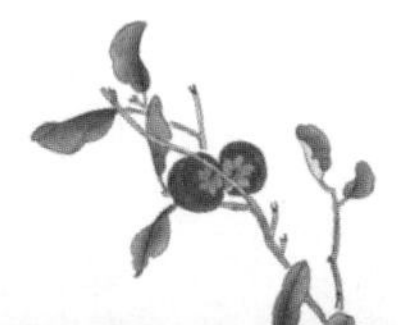

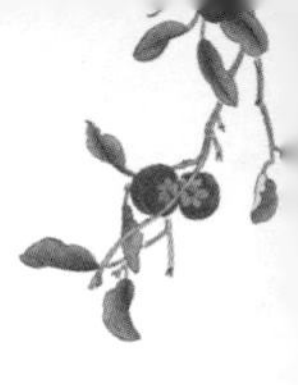

當時來自九州的日本前三名的腦外科醫師說「手術費用需要三萬日圓（當時的金額），而且即使進行手術也未必保證可以痊癒，所以還是不要動手術比較好」。另外也有人說「在這樣的狀態下還能夠活著的人，大概千人或萬人之中只有一個吧」、「因爲他無法進行二位數以上的算術，所以應該無法做任何工作，那就去山上牧羊度過一生吧」、「你先生的頭蓋骨就跟有裂痕的碗一樣，一輩子不可能治癒，而且什麼時候會突然破裂也不奇怪」。

當我母親聽到這些話時，可想而知她所受到的驚嚇是無可計量的。

「我當時聽到這些話時，背上就像是洗冷水澡般地起寒顫。我正在想我該怎麼辦，爲了要養育我的孩子們，是否從現在起我就必須去工作。

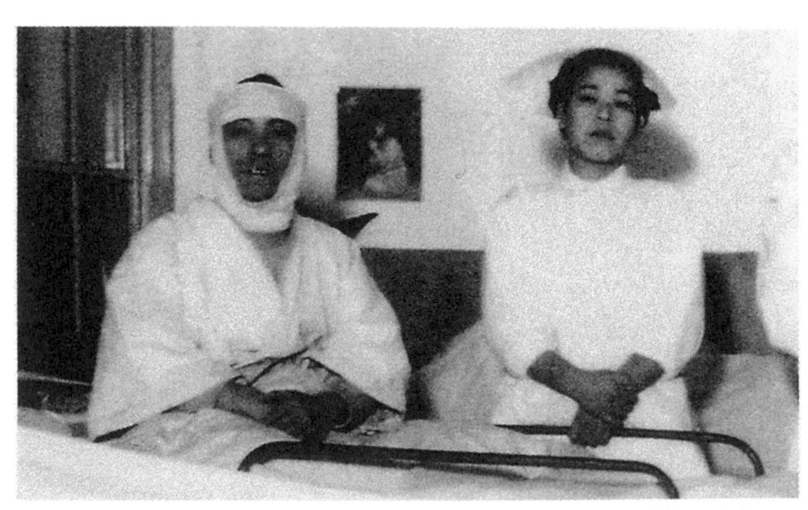

被宣告死亡的父親——山口庄介。後腦杓陷沒且頭蓋骨產生裂痕。照片是住院時，在病房內拍攝的

但是，一想到比起那些戰死在戰場上的人們，我跟我的先生講話時，他也都還會回應我，所以就開始恢復冷靜，想說沒有錢就自己去工作，只要先生還活著就好。」（千代子談）

在這之後，我母親每天都對我父親施作靈氣，父親也會自己進行自我靈氣。最後結果雖然無法不服用頭痛藥，但是卻恢復到可以回歸社會的一般狀態。由於靈氣的恩惠而又能再度恢復元氣的父親，不知是否又夢到當年成功地在滿洲成爲一個實業家的時光，所以父親又再度舉旗遠征，帶著我們一家離開故鄉而來到京都。

因爲離開故鄉時身無分文，所以或許對於曾經在少女時代過著非常富裕生活的我母親來說，會覺得這是悲慘的生活，但是因爲我父親是生意人，所以倒也是不會爲每天的生活而煩惱。

我的少年時代

我有四個兄弟，我小時候身體狀況一有問題，都是我母親的靈氣讓我恢復元氣。

在我的親身經驗中，我記得有一次我乘坐父親的腳踏車，一不小心讓腳的大拇指放入前輪中，而且幾乎快要被絞碎，也是由我母親爲我施作靈氣才平安無事。另外在幼稚園時，我因爲疱

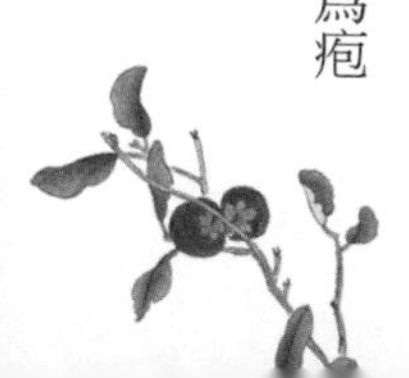

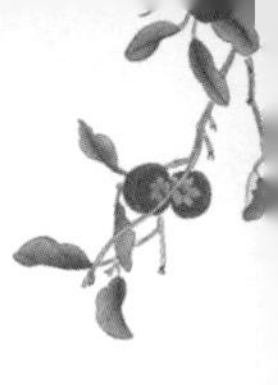

疹性瘭疽，需要醫院前往進行剝除指甲的手術時，我母親也會幫我施作靈氣。因此每次到醫院換藥時，醫院的人就會說「恢復得非常良好」，所以大約不到十天就不用再前往醫院了。

其他還有如扁桃腺炎、中耳炎等的症狀，一切都是由靈氣治癒。

我從小就是虛弱體質，身體非常地纖弱，我就像是被母親用靈氣養大一樣。我覺得正是因爲靈氣所帶給我的恩惠，而使我可以免於成爲醫學的犧牲者。

如果母親不會靈氣的話，想必我一定會成爲一個藥罐子，或變成過敏性體質。或許是因爲沒有服用藥物的緣故，藉著自然治癒力，在我過了二十歲之後，便開始變得非常精力充沛。

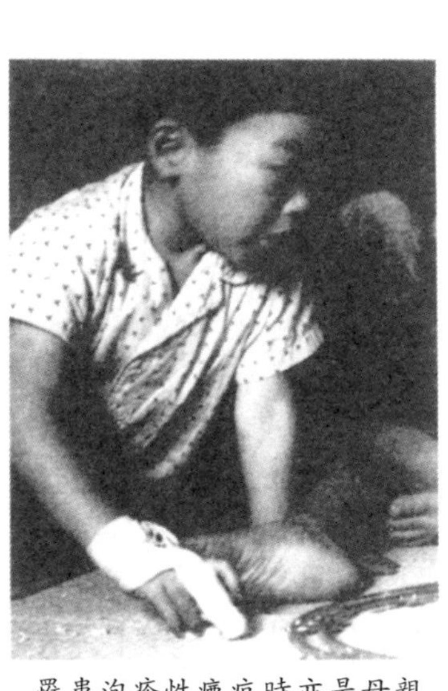

罹患泡疹性瘭疽時亦是母親施作靈氣而痊癒。恢復的速度令醫師十分驚訝

但是，即使是這麼卓越的靈氣，也有不能隨意稱讚的時候。

當我小學低年級時還非常天眞，所以也不在意靈氣是否能夠被世間所理解接受。因爲對我來說，靈氣已經是生活中理所當然的事情，所以我會跟學校老師或朋友說「我感冒時，都是我母親幫我施作靈氣」、「我受傷時，也是我母親幫我施作靈氣」，當然幾乎都是被別人當成傻瓜一樣，所以之後我也漸漸地學習到「這樣的事情，不能跟別人說」。

守護著我的靈氣

到目前為止，我經歷了許多不可思議的經驗。讓我特別印象深刻的是，到目前為止我遭遇到的四次意外事故當中，每一次都是靈氣守護了我並拯救了我的性命。當時我並沒有特別的感覺，但是如今回頭想想，卻可以實際感受到有種不可思議的力量，常常在身邊守護著我。我想這就是靈氣的恩惠。

最初的體驗是發生在我四歲的時候。當我在還沒有鋪裝好的砂石路上騎著三輪車玩耍時，突然前輪停了下來，而我的兩隻手就握著方向桿，直接垂直向下倒，使整個臉剛好掉入砂石路中。

在那一瞬間，所有的景色變成一片雪白，而且是呈現慢動作狀態，我完全聽不到任何聲音。唯一可以看見的就是，在我眼前堆滿砂石的道路表面。但是非常不可思議，當時浮現在我腦海的卻是「如果就這樣倒下去，我的臉一定會受傷而會非常痛吧」的冷靜想法。接著我的臉就像擦入砂石路內而被釘住了。

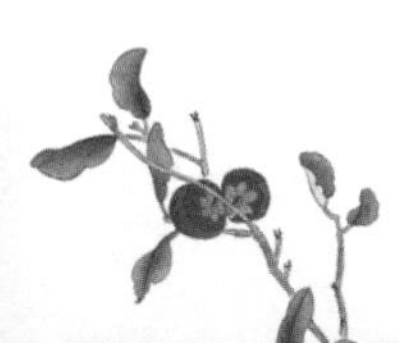

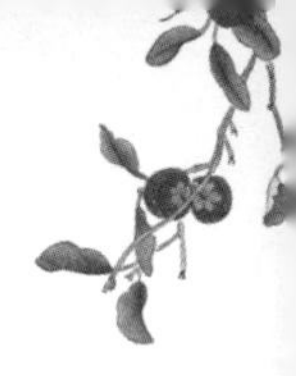

那時，我覺得時間好像靜止了一樣，而當我回過神來注意到三輪車的那一瞬間，所有的景色又恢復成原來的樣子，而我也開始感受到臉上的疼痛。

我一邊放聲大哭一邊回到家中後，雖然我母親看到滿臉是血的我，但她卻是一點也不慌張。她就在洗臉台處一邊溫柔循循教誨著疼痛中的我，一邊幫我洗去黏在我臉上的砂石。接著完全沒有進行消毒或使用任何藥物，只在我臉上蓋了日本棉巾之後，便開始幫我施作靈氣。過了不久，疼痛就開始獲得舒緩，之後我就一邊感受著來自母親的溫暖，一邊就睡著了。

這是留在我心中第一次實際感受到靈氣治療的最初體驗。由於靈氣的恩惠，我的傷口幾天後就痊癒，而且幾乎沒有留下任何的傷痕。

第二次是在我高中二年級的三月發生的事情。當我騎著腳踏車要穿越大馬路時，突然從死角處出現一台車子，而且以非常猛烈的速度向我衝撞過來。當時也是一樣，我周遭的所有景象又開始呈現慢動作。我非常清楚地看見，那位開車撞向我的司機，他看到我時非常驚嚇的眼睛。

我的腳踏車輕易地就被撞飛出去，但是我在空中旋轉了一回以後，我是以腳落地。當我在落地之後想要站起來時，卻突然感覺右腳劇烈疼痛，接著我眼前的所有景象又開始恢復正常，我又開始可以聽到周圍騷動的聲音。有很多人都非常擔心地看著我。

我被送到醫院急診室後，就接受X光檢查，結果是我的右腳受到嚴重的撞傷，需要十天才會完全痊癒。但是令人驚訝的是，我的骨頭卻是連一點裂痕都沒有。雖然我的腳踏車已經呈現「く」的形狀，根本無法修理了。

在入院期間，因爲我母親及家族中的人們長時間地幫我施作靈氣之緣故，我的腫脹大約四～五天就好了。

第三次是我高中三年級的夏天。我騎著摩托車在田埂上時，因爲速度過快而導致翻車。於是在那一瞬間，周遭的景色又變成一片雪白且又是呈現慢動作，而我看著我的摩托車飛過空中。當我掉下來時，我的後臂到胸前就完全卡在田埂與田埂間的水泥製的水路內。

過了不久，因爲水漸漸滲入傷口內，因此我開始感到全身劇烈疼痛，靠著朋友幫助我從該水路中要脫身離開時，也是感到全身劇烈疼痛。雖然全身疼痛不已，但是傷口本身只有擦傷而已，因此沒有塗抹任何藥物，而只施作靈氣就痊癒了。

第四次是我三十五歲的時候。因爲國道塞車，所以我幾乎是以停止狀態的慢速行駛，緩緩地駛向靠近中央線道處。此時從對面車道有部十一噸的卡車，突然越過中央線向我的車子衝撞過來。

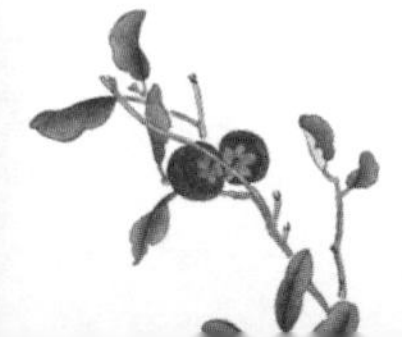

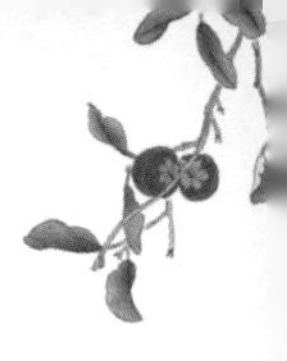

當卡車逼近快要衝撞到我的那一剎那，我眼前開始浮現如走馬燈的過去種種情景，此時我在想「難道我就要死在這裡了嗎」，但我立刻重新想到「不要，我不想死」、「我還不能夠死」。於是接著就在儀表板上清楚浮現了當時我兩個小孩及妻子的臉孔。

而在下一個瞬間我便想說「如果我就這樣坐以待斃，我一定會被壓碎。而且我的腳如果被夾在車內，我就無法逃出去」，於是我就抱著我的兩隻腳，並倒向左手邊的副駕駛座位。

我不太記得衝撞的那一瞬間發生的事情。那是一個非常強烈的衝撞，車子前面車窗全部碎成粉末狀而掉到我身上。暫時的沉默之後，景色又出現一片雪白。當我想說「我已經死了嗎？」的瞬間，我又開始聽到周遭的喧鬧聲音，景色又開始恢復成原來的樣子。

卡車把我的車子都撞飛之後，又衝撞到後方的車輛而起火燃燒。當我想著「太好了，我得救了」的時候，因爲後方的車輛正起火燃燒，所以我想說如果我一直待著不動，我一定會被捲入火災中。

因爲我的車門已經變形而無法打開，而當我要從破掉的窗戶中脫逃時，外面就接二連三地來了消防車、救護車，還有一些看熱鬧的人們，當時造成非常大的騷動。

我坐上救護車被送到醫院時，我並沒有受到很大的傷害，所以只有幫我包紮了被割傷的傷口而已。

但是好像是當時的強烈衝撞時，我的手腕承受了相當大的力量，因此呈現麻痺狀態，脖子也是一轉動就會有疼痛的症狀出現，因此醫師強烈建議住院檢查一星期，而我也遵照醫生的建議。

當我看了隔天的新聞（一九八七年十月二日《朝日新聞》刊載）時，自己也實在嚇了一大跳，這次的意外竟然是個連續追撞了十三台車輛的大事故。雖然我的車子完全毀損，但是我母親及家人，看到我在這麼嚴重的交通事故中，都還元氣地活著就感到安心了。之後的醫院檢查結果也顯示完全沒有任何異常，因此本來預定要住院一星期，也提早到第四天就出院了。至今在生活中也幾乎沒有任何後遺症出現。

国道1号で13台次々 6人けが

1987 年 10 月 2 日 朝日新聞。照片中殘破不堪的車子，就是當時作者的座車

在以上所述的事故當中，我確信靈氣一直在守護著我。

臼井甕男大師所創始的靈氣療法，經由林忠次郎大師，再由我的叔父菅野和三郎致力推廣，然後由

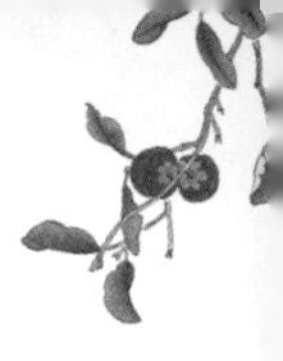

我母親山口千代子接續繼承，我即是受惠於此靈氣系統的恩惠而長大成人。

而我開始知道，爲何當時我會在心中大喊「我還不能死」的原因，因爲在我將「直傳靈氣」正確地傳承至後世之前「我還不能死」。所以今後也會不忘初衷，將會繼續謙虛精進。

雙手接觸與雙手隔空

接著把時空帶回到我高中時代。當時與靈氣一同走過許多歲月的我母親的人生開始有了很大的轉機。雖然她常常爲許多人們施作靈氣，但是卻很少被人施作靈氣。我母親當時罹患了神經痛的疾病，因爲接受了附近的人所使用的「宗教性的雙手療法」而獲得改善。

於是母親就認爲，原本就是一種自然能量的靈氣，若能夠再加上神明的能量的話，或許會更有效果，於是就決定信仰該宗教。在動機上，也是想要學習其他有關雙手能量的治療理論。

當時正處於多愁善感年紀的我，也在該宗教中學習了很多。

在我特別關注的環境問題上，我進行了許多相關活動，如我以瑞秋・卡森（Rachel Louise Carson）的著書《寂靜的春天》（新潮社）[4]作爲主題製作了幻燈片，還有組織岐阜地區的農家實踐自然農法，並且將之上市販賣等等。

進行這些活動當時雖然是爲了布教，但是現在已經成爲我致力改善環境問題的工具了。

因爲當時還只是高中生的我，就能夠進行上述許多活動，因此我在該宗教內便獲得了很高的評價，在那裡我遇見了與我具備相同價值觀（實踐雙手接觸療法）且志同道合的人們，這對我來說是我寶貴的青春時期中非常重要的一頁。

但是，對於宗教來說，獲得更多的信徒是一個很大的目的，而這畢竟與靈氣無法相容。

成爲目前參與環境活動原點的高中生時的宗教活動

4 告發以DDT為首的除蟲劑、除草劑，以及其他化學物質，對環境或生物所造成的影響之書。

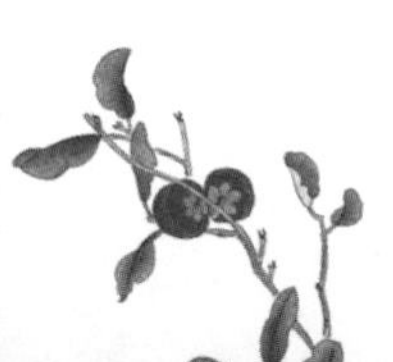

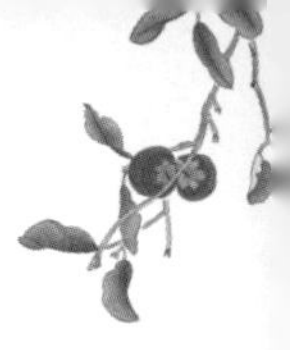

母親的神經痛是偶然痊癒的。而實際上，由於「雙手隔空療法」的效果非常薄弱，所以母親反而就會使用靈氣來治療那些宗教信徒。因爲表面上是以「雙手隔空療法」的形式進行，後來卻在信徒間傳開了母親的「雙手隔空療法」非常有效的傳言，因此便聚集了許多的人們前來。

該宗教的高層幹部看上了我母親這點，因此想要授予我母親成爲教師的地位，而利用她來擴大宗教勢力。由於本來我母親與我就對擴大宗教沒有興趣，於是最後就離開了該宗教。

透過各式各樣的活動，再度認識到靈氣的卓越性

此後，母親就又跟以前一樣專心於她的靈氣，包含對已經離開該宗教的人們，也同樣對他們繼續施作靈氣。我則是一邊幫忙父親的家業，有時也會幫忙母親的靈氣療法。在之後，我對於將靈氣作爲替代醫療[5]的活用非常有興趣，於是就更加地深入學習許多有關替代醫療的種種。

[5] 補全西洋醫學的各種療法的總稱。

隨著我的興趣使然，我不斷地深入各方面進行學習，比如取得脊骨神經醫學（Chiropractic）、區域反射療法（Reflexology），或以江本勝爲代表的「國際波動之友會」的指導員資格等等。

另一方面，我也持續進行著環境問題的相關活動，而在這當中，我開始接觸以高木善之爲代表的日本最大 NGO 團體「NET WORLD 地球村」，並以「NET WORLD 京都地球村」的事務局長的身分，積極主導參與有關地球環境問題的相關工作。之後也使得「NET WORLD 京都地球村」更加進化，又開放了我們自己家業所使用的公司空間，開始啓動「NET WORLD 未來 GO」的營運。

在此營運中，邀請諸多包含地球環境問題、EM（有用微生物群）活動、自然農法、食養生等的專家前來進行演講，並在每星期五開辦讀書會。於四年內邀請了一百名以上的講師進行演講。在這期間也企劃舉辦了數次的三百~五百人規模的大型演講會。

還有由「NET WORLD 未來 GO」主辦/直傳靈氣協辦的名義，企劃了帶給許多人感動、喜悅及勇氣的視障男高音歌手新垣勉的「談話音樂會」，當時聚集了高達六百位的參加者。今後「NET WORLD 未來 GO」除了會致力進行靈氣的健全普及之外，也期待與更多的人們攜手合作，展開更廣泛的活動。

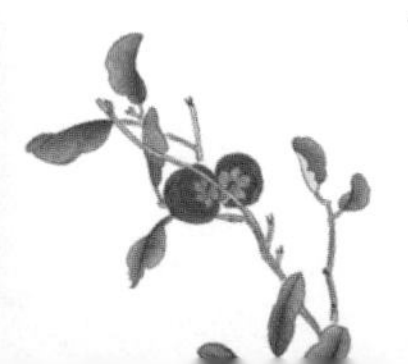

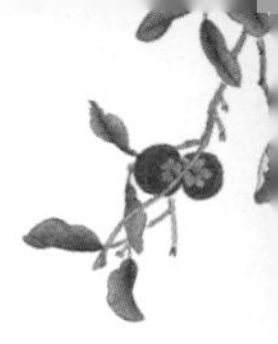

以上是列舉了我一直以來所進行的各種活動，或許看起來似乎沒有要領可言，但是至少在我個人的規劃中，是一以貫之的流程。

我從靈氣開始，接著廣泛經歷了許多有關宗教、環境問題、地球環境問題、替代醫療等等的學習之後，最後又回到了靈氣。在我學習並瞭解了許多的事物之後，也讓我能夠再度更加確認靈氣無與倫比的卓越性。

靈氣本身作爲一種卓越的替代醫療已經是不用多說了，但是並非僅止於此。從很早以前開始，靈氣就可以解決宗教在解決的有關人心的問題，另外也能夠對環境問題提出貢獻。

因爲有越來越多的人認同我以上的看法，因此在探討環境問題的團體中，或在替代醫療相關的醫師們面前，我也獲得了針對靈氣進行演講的機會。

我相信這樣的不需要使用任何道具，而且明白簡單又效果良好的靈氣療法，絕對不是過去的遺物而已，而是我們未來必定會需要的治療方法。

直到人生的最後一刻，都與靈氣共生的千代子老師

千代子老師最後的東京授課

在創立了「直傳靈氣研究會」之後，剛開始是每個月一次在京都進行正式課程。之後在第二年起就開辦了東京課程班，當時在東京是每四個月開辦一次，會場也常常會變動不定。但是即使如此，在第三年起便每個月都會在東京開辦一次正式課程。

目前在日本全國的札幌、福岡、名古屋、仙台、山形等地，均會開辦正式課程。在每次開辦課程時，千代子老師都會陪同一起前往，而靈授則是以千代子老師為中心來進行。我們大約持續了兩年像這樣忙碌的生活。

但是在二〇〇二年夏天，亦即我母親過世前一年左右，當時在東京開辦完課程後回到家中時，我覺得母親看起來似乎非常疲累。於是我就跟她提議說「以後東京開辦的課程，從明年開始就由我一個人前往即可」。我母親剛開始像是也同意我的建議般地點了頭之後，但卻又馬上更正說「在我的身體還能活動的時候，我還是要一起去東京」。

我又再說一次「如果想要讓您（千代子老師）靈授的人，那就請他們自己前來京都，東京就我自己一個人去就好」。但是我母親說「因為有我一起前往東京開課的話，大家都會很開心，所

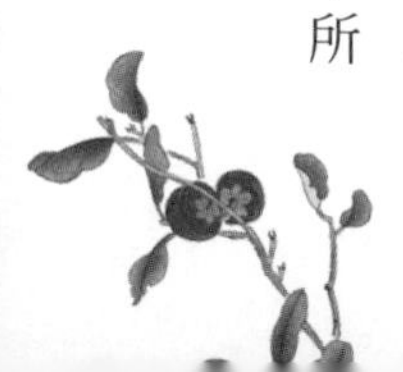

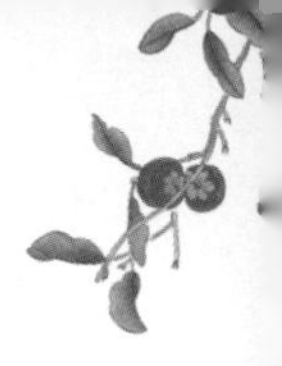

以只要我的身體還能夠動的話，我就要一起去東京」。所以一直到最後，在東京的課程都是由千代子老師自己親身進行。

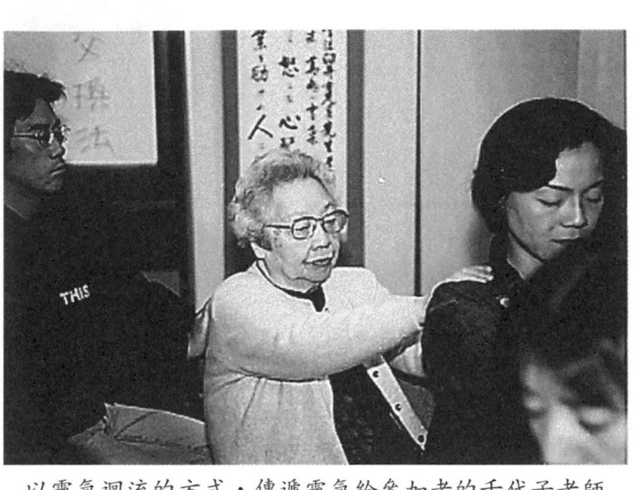

以靈氣迴流的方式，傳遞靈氣給參加者的千代子老師

之後在二〇〇三年五月的東京課程，就成了母親的最後一次東京授課。

二〇〇三年六月雖然也參加了在京都開辦的英語授課，但是在七月的東京課程開辦前十天開始，我母親就開始訴諸膽囊疼痛。

我跟我母親都忘記了一件事，那就是在我母親六十歲前半段時，曾經因爲膽囊疼痛不已，而被醫生建議要進行手術摘除。但是當時一聽到如果將膽囊摘除，便無法再食用任何油炸物。於是最喜歡油炸天婦羅的我母親就拒絕接受手術，而決定自己進行靈氣治療，最後當然也是完全治癒。但是，當時那種疼痛似乎現在又回到我母親身上了。

於是我就跟母親說，七月的東京開課還是由我一個人前往即可。我母親雖然當時也準備好要前往東京，但是就在出發前兩天，終究還是不得不放棄前往東京，而只能留在家靜養。

在我結束了東京課程後回到家中時，我母親已經住院了。但是這之前她並沒有提前讓我知道這件事。我想這是母親不想讓正在東京開課的我過於擔心的緣故。我日後詢問了當時要住院前的狀況，才知道是我母親自己打電話給我的哥哥，然後前往醫院的一切安排都是她自己進行處理。

病床上的千代子老師

我建議母親從公共大病房轉住到個人房，但是我母親說「不必花費不必要的費用」而拒絕了我的建議。但是我母親卻對瞞著我自己來住院這件事跟我道歉。

在病床上我的母親也一直對我下許多的指示，她對我說「我住院的事情，除了家族以外的人，都要一律保密」。我想應該是母親覺得，反正很快就會出院，所以不想讓別人爲她擔心的緣故。但是母親並沒有跟我說，其實她的膽囊的疼痛度已經相當劇烈，醫生也建議她要進行膽囊跟膽管的切除手術。

但我母親常常說「我絕對不想進行手術。我想要死時是自然死亡」，因此我並沒有意願讓她動手術。但是其他家族中的人卻也有不同的意見說「能夠做到的事情，都要盡量做到比較好」。

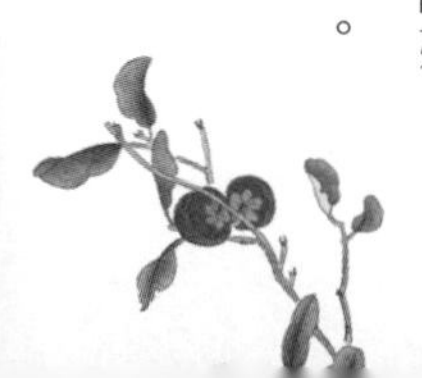

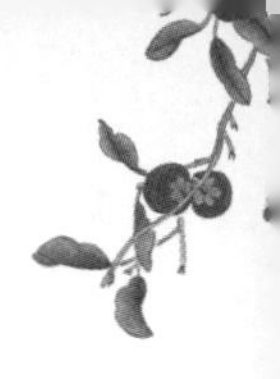

因爲有段期間都還在觀望狀況，後來就被醫生告知說「肝臟及心臟都已經相當衰弱，所以可能無法耐受得了手術」。因此家族中的其他建議進行手術的人，終於只好放棄進行手術的意見。

當我知道我母親比我想像中的還要衰弱許多之後，我覺得非常驚訝。因爲當時的母親都還能夠元氣地進食，所以我很難相信她衰弱的樣子。但是母親終於如願並沒有接受任何手術，而非常自然地迎接人生的最後一刻。

人生的最後一刻，母親還是個性不變

住院後不久，就可以從母親身上感覺到她的身體一天比一天虛弱。母親住院的事情也慢慢地從周遭的人開始傳開，因此有很多人就前來爲母親進行靈氣治療。

母親很高興地說「我能夠教給許多人靈氣眞的是太好了，我是一個幸福的人」。她每天早上十點的時候，似乎都會感受到許多人爲他進行的遠距靈氣，而她每天都期待此刻的到來。

某天醫生前來告訴我們說，母親的時間已經不多了。而母親或許也感覺到自己的體力非常虛弱，似乎也領悟到自己快要不久於人世了。於是她鼓勵我說「不可以懦弱哦」，剛毅的母親一一對我叮囑，在她過世後要我做的事情。

之前我每次去探病時，她就會跟我說「早點回去工作，不要因爲我住院，就變更或中止開課的時間或預定的事項」。當我想要幫我母親施作靈氣時，她就會說「有其他的人會幫我施作靈氣，你回去做自己的工作就好」，就這樣每次她都會要我趕快回家。但是此時母親卻不這麼做了，因爲已經領悟到死期將近的她，便開始詳細地叮囑我「葬禮要使用密葬，不需要告別式，不要通知靈氣相關者，在我死後一個月左右，再使用明信片通知大家即可」等等，一一叮嚀要我做的事情。（即使在這樣的狀態下，母親依然拒絕別人照顧她，而堅持自己上廁所。）

當母親最後一刻到來的那個夜晚，她被我們兄弟夫婦及她最喜歡的孫子們環繞著進入長眠。而我拿起了已經無法用自己的力量活動的母親的手，對當時所有在場的全部孫子們進行了靈授。我確信母親一定會覺得非常滿足。雖然過程有些急促，但母親就此大往生了。

在我母親往生之後，我違背了她的叮囑而爲她進行了告別式。

之後我是從靈氣修畢者那裡聽說到，當我在進行最後的告別致詞時，千代子老師就站在我身旁，向每一個前來祭拜者低頭致禮說「今天謝謝你百忙之中還爲了我特地前來。我身後的家族、直傳靈氣研究會、忠夫就拜託你們多多照顧了」。

聽到這樣的話時，我覺得非常開心，但同時也覺得「母親即使到最後一刻，還是個性不變」。

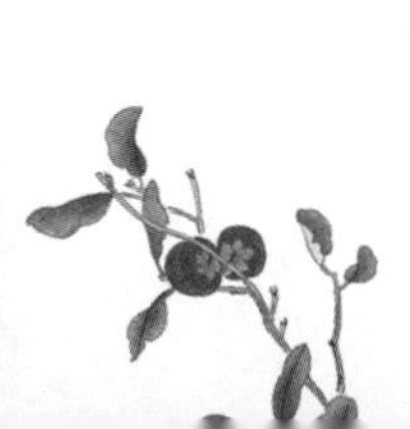

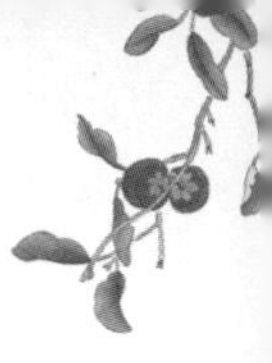

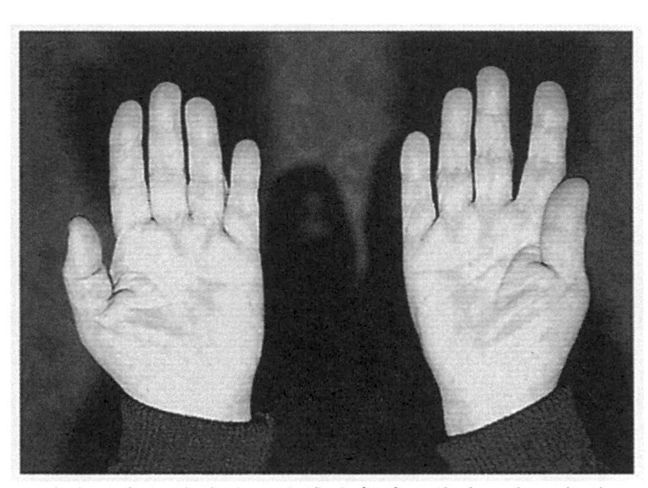

千代子老師的雙手。這雙手實踐了長達六十五年的林忠次郎大師的教導，也治癒了無數的人們

母親過世是二〇〇三年八月十九日早上。我依照我母親的遺言，並沒有中止課程的開辦，還是照常舉辦了八月十九日、二十日、二十一日的京都開課，在第二大（二十日）靈授時，參加者當中有人說「接受到了千代子老師的靈授」。

之後數日，也接到了來自德國的法蘭克（Frank）的電話說「千代子老師來過德國了」。

我因爲完全不聽母親在最後臨終時所叮囑我的許多事情，而都照著自己的想法來規劃進行，所以我今後要是偷懶怠惰的話，母親應該會進入夢中來怒斥我吧。

千代子老師，您辛苦了。

第五章　林忠次郎大師的授課

林忠次郎大師的授課內容

在本章會以我母親千代子的記憶及記錄爲主軸，講述當年林大師時代的授課內容。

據說林大師會一邊使用黑板進行授課，所以即便是當時還很年輕的我母親千代子也能夠充分瞭解授課內容。但授課時間並不太長，而是將較多的時間放在靈氣療法的實習及進行鍛鍊讓雙手更加敏銳。林大師並非理論派，而是屬於實踐派。據說臼井大師也同樣是實踐派。

母親會將授課內容記下筆記，之後再反覆複習自己的筆記，她會一邊幫家人施作靈氣一邊進行複習。

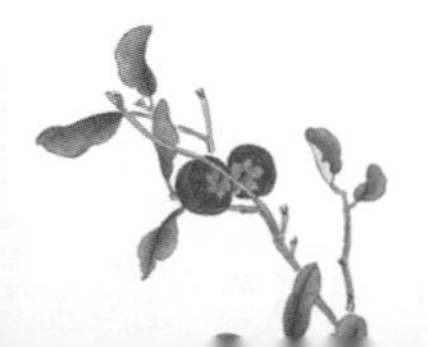

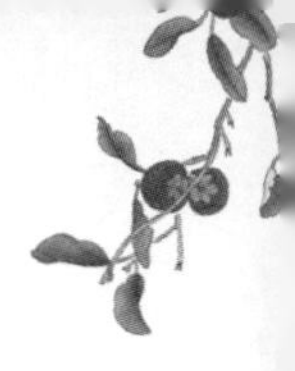

不過，林大師的授課內容，跟以前叔父或叔母對前來學習靈氣的人們，所教導及說明的都是一樣的內容，因此一開始便非常快地就可以理解。

很可惜的是，我母親的這個非常貴重的筆記，在要從滿洲撤退回日本的混亂當中被燒毀，但是裡面主要的內容，我母親至今依然記憶深刻。

因爲無法完全一模一樣地重現林大師所講的每一個字句，所以在此介紹當時授課的概略狀況。

疾病的複雜化

神（宇宙的意志）爲了身爲萬物靈長的人類，而創造出一個完美無缺的世界。隨著文明的發達，人類居住的世界變得越來越便利，也充滿食衣住行的恩惠。

但是從另一方面來看，事實上我們人類自己無法解決的問題卻越來越多。不但心的問題變得複雜，疾病也開始複雜化起來。醫學雖然發達，但也確實存在著許多醫學無法治癒的疾病。

何謂自然淨化力

人類本來就具備自然淨化力（自然治癒力），亦擁有自己治癒疾病的能力。

疾病並非壞事。比如，感冒時會發燒，這是因爲體內細菌會由於熱度升高而被消滅。被消滅的細菌與堆積在體內的老舊廢物一起排出體外的作用，便稱之爲淨化力。不要錯誤的認爲使用藥物抑制疼痛就等於疾病痊癒。

經由靈氣而發現的自然治癒力

經由靈氣的作用，讓沉睡中的自然治癒力覺醒。

靈氣是上天的氣通過我們的身體，經過我們的身體增幅之後，再透過雙手給予患者。患者的治癒力本來是處於冬眠狀態，當被施作靈氣後則自然治癒力便會開始覺醒。

溝渠的比喻

從溝渠上面看起來雖然是清澈的水，但是當我們將手放入裡面攪動時，則積存於底層的污泥會開始浮上來，讓原本清澈的水一舉變得非常污濁。此時如果我們把浮出來的污泥撈起來，則剩下還沒被撈起的污泥就會再度沉入底下。當不斷重複此作業幾次後，則髒污的溝渠也會慢慢變成清澈的流水。

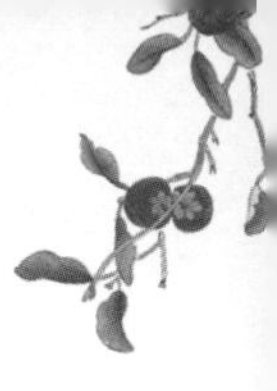

靈氣也是一樣的道理，當我們開始施作靈氣時，就像我們去攪動的溝渠底層的污泥一樣，會造成污泥浮出表面。因此一開始進行靈氣時，有時會好像狀況暫時變差，但這就是自然淨化力（好轉反應）。

薄紙的比喻

施作靈氣時，要像是去剝除一層又一層的薄紙一樣有耐心。一時性的病症很快就會出現效果，慢性病（生活習慣病）則需要較多耐心來進行療癒，但是一定會獲得改善。這就是所謂的像剝除一層層薄紙的比喻。當我們用手碰觸到身體的病腺時，就會有種「原來如此」的感覺。

病腺内容的傳授

在此處會出現「病腺」這個詞句，「病腺」可說是靈氣中最重要的神髓要素。

所謂「腺」是僵硬、固化的意思。病腺就是指肌肉周圍形成僵硬、固化狀態，這就是形成疾病的原因。

像這樣的僵硬、固化的狀態，雖然是因爲血液或淋巴液的滯留所引起，但如果放置不理的話，便會正式形成肌肉僵直，更加容易導致妨礙血液或淋巴液之流動，因此會陷入惡性循環當中。而且若是這些僵硬、固化的狀況逐漸擴散至其他部位，則會造成全身的體內環境產生惡化，而逐漸形成疾病。

一般最常見到的模式就是，腎臟周圍最會產生病腺，之後會逐漸擴散至肩胛骨內側↓肩膀↓腋下↓脖子↓再到全身關節。有很多人似乎都有肩膀僵硬的症狀，如果從病腺理論來看，絕對不可以將此種狀況等閒視之。即使說「萬病皆由肩膀僵硬開始」亦不爲過。

已經接受過靈授的人們，在碰觸到像是這樣的身體僵硬、固化狀態時，手會開始產生某些獨特的感覺，而此種感覺會不斷地變化，直到不再出現任何感覺時，便是靈氣奏效之時。當然，此時肉體上的僵硬、固化的狀態亦會實際消失。

以下是病腺的概略介紹。

病腺的種類

病腺大致上可以分成五個階段：「溫熱感」、「熱溫熱感」、「刺痲感」、「聲響」、「痛感」。

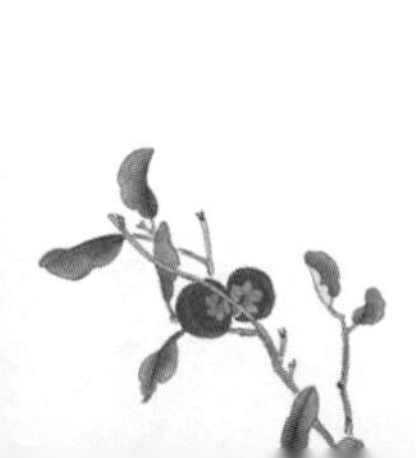

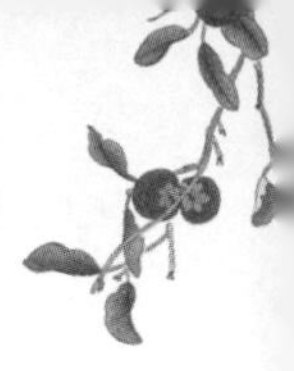

●**「溫熱感」、「熱溫熱感」**

對患者施作靈氣時，患者身體內的病腺會反應到手上，因此首先會開始感到比身體的體溫還要高些的溫熱感，接著即會感受更熱的熱溫熱感。

●**「刺麻感」**

接下來手掌（有時會是指尖）會產生刺麻的感覺，且此種感覺會像是登山爬上坡一樣，有慢慢的逐漸增強的感覺。但是一當達到巔峰後，又會開始像是下山走下坡般，刺麻的感覺會逐漸減弱。

在一次的治療當中，會有三～四次的如上述的上下山坡及巔峰狀態出現，而山坡的高度會漸漸降低，最後便會變得非常舒適。在六十～八十分鐘的治療時間內，一定會產生五～六次的類似上述的上下山坡及巔峰狀態。

●**「聲響感」**

所謂聲響是指像是脈搏跳動的感覺，並且可以實際感受到血管或淋巴腺收縮。慢慢地就可以感受到血液流動活躍且流速較快的狀態。

●「疼痛感」

疼痛出現時，則是表示病腺已經根深蒂固的意思。依據疼痛的強弱則是表示病腺的深淺度。疼痛感會從手掌、手背，接著慢慢向上蔓延至手肘處。有時會在手肘處便停住不再往上蔓延，但有時也會繼續往上直到抵達手臂與肩膀的交接處。當這種疼痛感減緩時，則病腺的反應就會漸弱。不斷重複施作靈氣幾次之後，就會慢慢獲得改善。

當這種疼痛感出現時，並非是接受到來自病患的不好的氣。因爲只要將手從患部移開，這樣的疼痛感便會立即消失。但有時候也有可能會殘留一些餘韻。

病腺的感覺會因人而異，在直傳靈氣的正式課程中，幾乎所有的參加學員都可以感受到某種程度的病腺。

林大師建議要練習到可以感受到病腺才行。因此在講習會中都會教導具體理解病腺的方法。

林大師的授課內容非常多元廣泛，比如說明提高雙手的敏銳度的練習、或使用人體構造圖來說明各臟器、或傳授對不同疾病的施作靈氣方式等等，但每個項目的授課時間均不會太長，且都是以實際的實習爲主軸。

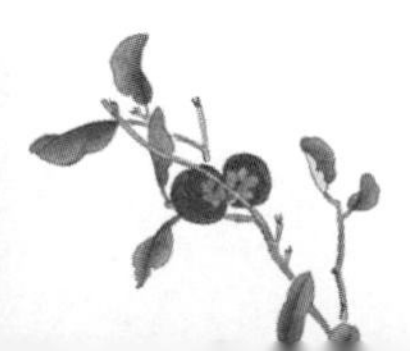

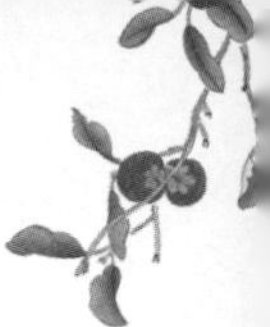

病腺的山形變化圖（1～3 次治療中的變化）

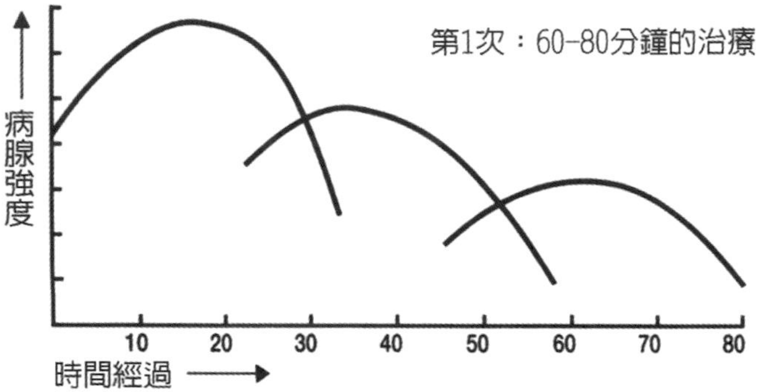

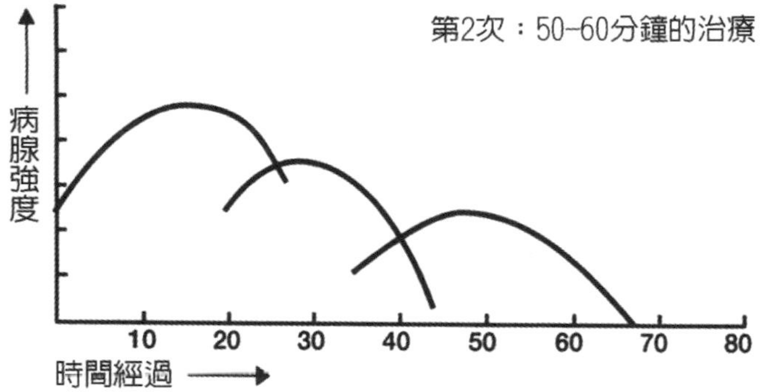

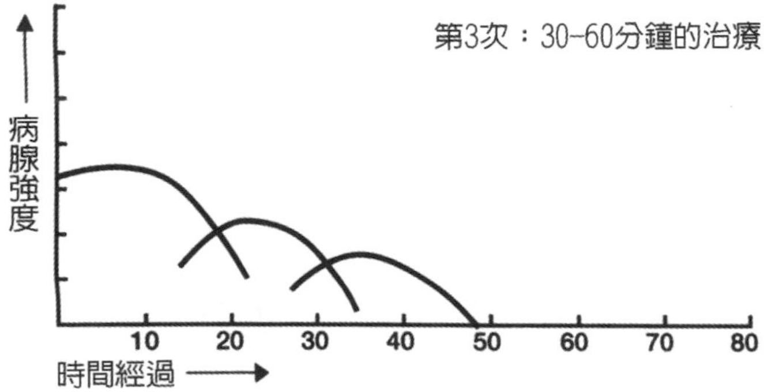

第1次：60-80分鐘的治療

病腺強度

10 20 30 40 50 60 70 80

時間經過 ⟶

第2次：50-60分鐘的治療

病腺強度

10 20 30 40 50 60 70 80

時間經過 ⟶

第3次：30-60分鐘的治療

病腺強度

10 20 30 40 50 60 70 80

時間經過 ⟶

五戒

在傳統靈氣中，與病腺理論列爲同等重要地位的即是五戒。

在傳統靈氣中，會將五戒的教導與明治天皇的御製（和歌）一起於朝夕念誦，用以當成心的資糧及一種生活的基本方式。

五戒，是靈氣療法與其他治療術最明顯的區隔，它使靈氣成爲獨樹一格的存在。

臼井大師當年看到一度曾經完全被治癒的人，在不久之後又再度復發，因此他便發現到「如果人的心無法進行改變的話，則就無法獲得眞正的健康」，因此便開始導入五戒的教導。

五戒，在最前面寫著的是「招福祕法　萬病靈藥」，而在最後則是「朝夕合掌　心念口誦」。

在五戒奉唱（念誦五戒）時，會將「就在今日　勿動怒　勿擔憂　心懷感謝　精進課業　待人親切」此部分連續念誦三次。五戒雖然是非常短的教導，但是卻在平易中深深蘊藏著臼井大師達到的開悟的心。

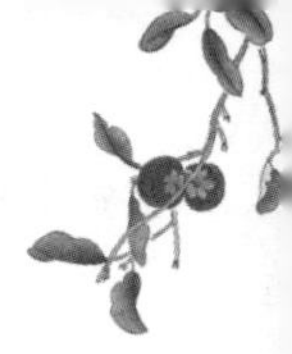

就我的立場，簡單地爲大家介紹五戒的內容。

1．就在今日

戒律，很容易就會束縛人心而使人失去自由與豁達。但是只要下定決心「就在今日」不偏離正道，並過著正確的生活時，則相信每一個人都可以做到。而且因爲對未來持保留的態度，所以便可以保有心的自由。

人生是每一天的點點滴滴所累積起來的，因此每一天都是同等的重要。只要想著「雖然不清楚明天的事，但是至少能夠就在今日，就在當下便遵守五戒」的話，從結果上來看，便可以每一天都過著正確的生活。這教導我們活在當下是非常重要的一件事。這句「就在今日」，與五戒的所有一切都息息相關。

2．勿動怒

憤怒的情緒會傷害自他，而且只要爆發一次憤怒，就會讓人生陷入極大混亂的例子比比皆是。即使是義憤填膺，但是終究在憤怒的最底層，就是隱藏著想要依照自己的意思來控制他人的自私自利的想法。因此最重要的是要能夠察覺，並進而放掉憤怒。

越是自私自利的人，便越會加劇憤怒、怨恨或憎恨的情緒。但是當產生這些情緒時，往往被逼到最困境的只有自己而已。當憤怒的情緒過於強大時，一定要記得施作靈氣用以緩和情緒及調整精神狀態。

3．勿擔憂

把所有的事情都交給上天，只要能夠盡力活出自己的生命時，便不需要擔心任何事，而就能擁有一顆和樂的心。因爲擔心或恐懼是一種基於自我防衛的本能，所以很難完全消除。

但是至少不要再擔心正處於「擔心」狀態下的自己，要能夠停止陷入不斷重複「擔心」的惡性循環。即使有些許的會令人擔心的事情，但也千萬不要過度煩惱，只要將結果交給上天即可。

4．心懷感謝

人類是依靠萬物才能存活的存在。比如說，失去氧氣時，甚至連一瞬間都無法存活。

若能夠對我們平常視爲理所當然，且一直享受著的來自大自然的恩惠，產生感謝之心時，則我們自己就會充滿喜悅。但是如果不知滿足而忘記感謝的話，則名爲不滿的烏雲，便會進入我們那顆不知足的心中。

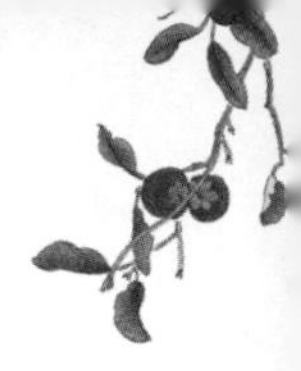

當實踐靈氣時，就會讓我們自然而然地湧現感謝自然的心。若是在逆境中也能夠產生「感謝」的話，則人生便沒有任何可以懼怕之事了。

5．精進課業

這裡所提到的業，不僅僅指的是工作而已，亦指每個人的義務及人生中的課題。人都是透過上述的業而獲得成長。雖然也可選擇走上隱世修行的道路，但是幾乎所有的人們，都是透過日常生活或工作而學習成長。

6．待人親切

當你能夠待人親切時，則被你對待的那個人也一定會變得親切。親切會擴散傳染出去，如果有很多人都能夠互相幫助時，則社會就會變得更加美好。即使你對他人親切後，對方並沒有對你表達感謝之意，但是這些親切都終究還是會循環回到自己身上，而且當你實踐不求回報的親切行爲時，你自己也會充滿了潔淨的喜悅。

對於學習靈氣的人來說，積極地對他人施作靈氣，就是最高的待人親切。而且對他人施作靈氣時，將會使得施作者與被施作者雙方都能獲得喜悅及滿足。

直傳靈氣

招福の秘法
萬病の靈薬
今日丈けは　怒るな
心配すな　感謝して
業をはけめ　人に親切に
朝夕合掌して心に念じ
口に唱へよ
心身改善 臼井靈氣療法
肇祖
臼井甕男

JIKIDEN REIKI

The secret art of inviting happiness
The miraculous medicine of all diseases
Just for today, do not be angry
Do not worry and be filled with gratitude
Devote yourself to your work and be kind to people
Every morning and evening join your hands in prayer,
pray these words to your heart,
and chant these words with your mouth
Usui Reiki Treatment for the improvement of body and mind

The founder **Usui Mikao**

在直傳靈氣中所念誦的五戒，是用於朝夕念誦來當作心的資糧及生活的基本方式。所以在課程最初時，必定都會念誦（下段，是英文翻譯）

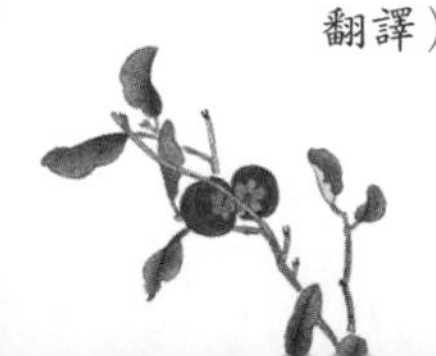

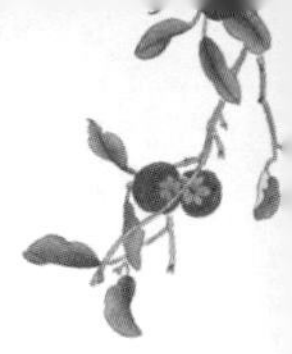

言靈力量的淨化

五戒中的署名寫下的是「心身改善　臼井靈氣療法　肇祖　臼井甕男」，因此從「心身改善」的用字遣詞上來看，就可以理解到臼井大師將人的身體與心靈，視爲一個統合體來看待。而臼井大師的思想，也與現今正逐漸廣爲人知的「全人醫療（Holistic Medicine）」的想法相通。

另外，如果不單只是將靈氣視爲是一種治療術的話，五戒在靈氣中是非常受到重視的。

順道一提，在臼井大師的名字前面寫著「肇祖」的字句，其意思是「創始者」。

「五戒」之教導本身並非由臼井大師完全原創，而是當年臼井大師從他所學習過的諸多教導當中，選出對人有幫助的文字語言而整合成的內容。臼井大師身爲靈氣療法的創始者，因此他所選取的文字語言，便是一種帶著力量的言靈（具備靈魂力量的語言）。

林大師在進行靈授之時，都會站在寫著五戒的掛軸前面念誦五戒，藉此以淨化場地，並準備就緒進行靈授。

念誦五戒時所發出的聲波迴響中帶著言靈的力量，因此在直傳靈氣研究會所有的正式課程中，即使是以外國人爲對象的上課中，還是一樣會念誦五戒的日文原音。

有關五戒掛軸擺放的位置，如果是和室的話就會掛在壁龕處，如果是洋室的話就會選擇掛在上座的位置。

這是基於能量會從上座流向下座的法則，因此在進行治療時，施作靈氣者要注意所在位置一定要位居上座。

明治天皇的御製（和歌）

在林忠次郎大師時代，進行靈授時除了必須念誦五戒之外，亦需同時奉唱明治天皇的御製（和歌）。

臼井靈氣療法學會發行的《靈氣療法手冊》中，亦提到「臼井靈氣療法從第一百二十二代的明治天皇的諸多和歌作品當中，挑選出一百首作爲心靈資糧。其目的是爲了每日能夠遵守臼井大師的五戒、鍛鍊提昇自己的心身，並同時協助維持自他的健康，以及增進家庭、社會、國家、世界的和平、繁榮與幸福」。從此記載的內容中便可看出，在當年的靈氣療法中，明治天皇的御製占有非常重要的因素。

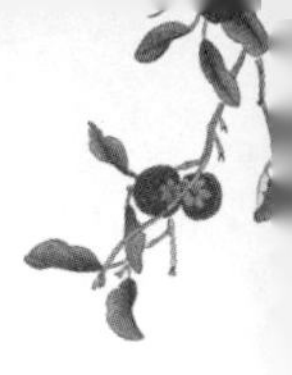

據說，明治天皇在歷代天皇中是位會格外發出崇高靈氣的天皇，而且他的情感寬廣而豐富，在慈愛中卻蘊藏有著不動的信念。

當時擔任國政的元老或重臣們，都是從封建幕府時代到明治維新時代的人們，他們都是經歷過極端動亂時期的大人物們，但就算是像他們這樣的大人物們，一到了明治天皇面前時，即使是在非常寒冷的冬天也會大汗淋漓。據說這就是因爲從明治天皇身上，會放射出強烈的靈氣所致。

對於當時的日本人來說，日本天皇是具備著何等崇高的權威，相信大家從此處都應該可以輕易地進行想像。

當時曾經去到日本的美國總統富蘭克林（Franklin Delano Roosevelt，美國第三十二任總統），描述他與明治天皇會面時的感想：「明治天皇的大人格，綜觀古今中外的歷史，應該無人可以與之相提並論。明治天皇是位偉大的帝王。日本人眞的很幸福。只要擁有明治天皇，便是等同開啓了發展的大道之路，而不可能再有其他的追隨目標了。」

這些話語多少都含有些許社交語言的成分在內，但是通常來說，一國的元首是不可能如此深度地稱讚他國的國王。這可能是因爲當時的美國總統富蘭克林，像是個純眞的小孩受到感動一樣，已經忘了自己的立場，而發自內心所說出的稱讚話語吧。

據說明治天皇非常沉默寡言，但是他卻創作了十萬多首的和歌用以表達他內心的思懷。

如果要將十萬首和歌的量全部消化讀完，即時不間斷地每日奉讀十首的話，也需要花費約二十七年左右。而且明治天皇的每一首和歌在文學上都極具優越的價值，從這裡便可以看出他充分地展現出作爲一位文學家的卓越才能。

臼井大師非常仰慕明治天皇的仁德，因此便從這大量的御製（和歌）當中選出百首，用以作爲邁向精進精神修煉之道的第一步。

御製的解說

以下選出十首御製（和歌），進行解說。

1．遠くとも　人の行くべき道ゆかば　危き事はあらじとぞ思ふ

不論看似如何遙遠的理想，只要謹守著自己應該走的正道，便不會遭受挫折。

不要有抄走近路的想法，而是要腳踏實地走在自己應該走的正道上，這才是實現理想最確實的方法。

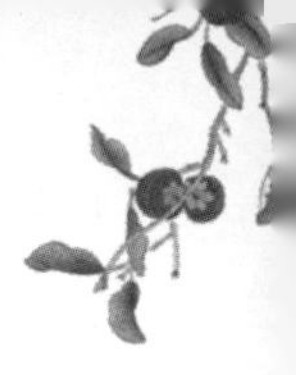

2・千早ぶる　上野ひらきし道をまた　ひらくは人のちからなりけり

即使是神指引給人的道路，也絕非是條容易行走的道路。因為人很容易就會被世間的雜事所紛擾混亂，而迷失了自己的道路。

因此，將自己放入先人所傳承下來的「應有的生活之道」中，再從中開拓出自己的道路前進，並且一定要非常小心，不要迷失了自己的道路。

這個道理跟學習靈氣一樣，並非接受了靈授之後就覺得心滿意足了，最重要的還是在靈授之後的實踐。

3・ともすれば、思はぬ方にうつるかな　心すべきは心なりけり

心，常常會往自己想不到的地方移動。但是，如果可以冷靜地觀察自己的心，應該就會理解到引發問題的不是來自於他人或外部的狀況，而是來自於自己的心。

靈氣療法中有個稱為「惡習療法」的修正「心的習性（惡習）」的手法，以此手法修正極端偏頗的心之後，便不會再被自己的心帶著不停地團團轉。

4．木神葉に　かくる鏡をかがみにて　人も心を磨けとぞ思ふ

所謂的「神葉藏之鏡」，就是在神社的神殿內，被奉爲神體用來祭祀的圓鏡。每當看到這面不斷被磨擦的鏡子時，就要期望自己的心能跟這面鏡子一樣透明無垢。

當在神前合掌時，便要想起這件事，並且記住每日一定要磨練自己的心。

5．心ある　人のいざめのことのはは　やまひなき身の　なりけり

即使覺得自己的身心都很健康，但也必定還有某些不完美之處。只是自己很難發現自己到底是哪裡不完美。

因此只有誠心接受有心人的諫言，才是治療這不完美的至上藥方。

6．目に見えぬ　神に向かひて恥じざるは　人の心のまことなりけり

雖然我們的肉眼無法看見無所不在的神，但是無所不在的神，想必一定能看穿我們平日所有的想法或行爲。因此只有採行在神的面前也無愧於心的生活方式，才是人原本的心。而人也是本來就會想要過著這樣的於心無愧的生活。

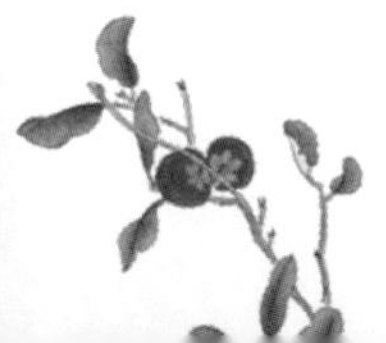

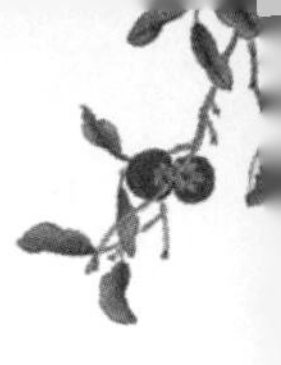

7．われもまた　更に磨かむ曇りなき　人の心をかがみにはして

不論如何磨練自己，在世界上一定還有許多不爲世人所知，但卻是非常了不起的人物。我們應該以這些純淨無瑕的人心爲範本，而每天督促磨練自己的心。

8．天を恨み、　人をとがむることもあらじ　わがあやまちを思ふかへせば

當不幸的事情連續發生時，不論是誰都會很容易就怨恨上天或怪罪別人。但是如果冷靜思考的話，應該就會發現自己也有很多錯誤的地方。如果可以反省覺察到正是因爲我們自己的過錯不斷交織之後，才會形成不幸的狀況時，則便無法再怨恨或責備任何人。所以首先就是要再一次地重新審視自己的所有狀態。

9．いささかの　きずなき玉もともすれば　塵に光を失ひにけり

一顆被磨練得非常完美的心，就等同是一塊完美無瑕的美玉。但即使是已經擁有一顆完美的心，如果無法每天持續照顧及清理如美玉般的心時，則便會輕易染塵而失去光輝。因此，即使已經獲得開悟，但是只要還是生活在人世間，就必須每日不間斷地磨練自己的心。

10・器には　ひながらいはねも　とほすは水の力なりけれ

水不管被放到任何形狀的容器內，就會因應容器的形狀而改變自身的形狀，這就是水的特性。但就像是長年的滴水最後會穿透岩石一樣，水亦具備穿透堅硬岩石的力量。人也是一樣的道理，人雖然具備順從與柔軟的特性，但人也可以藉由集中意志力在專一事物上而超越難關。

我們可以發現以上這些御製（和歌）內的道理亦通用於現代的一般普遍觀念，因此若將明治天皇所作的御製（和歌）拿出來念誦時，則會發現可以重整我們雜亂的心，使之恢復到原有的自然及清澈的心境。

在直傳靈氣研究會中，因爲尊重現代人思想的多樣化，雖然不會指導念誦御製（和歌），但是在習修靈氣之際，如果能實踐奉讀御製（和歌）的話，相信必定會有正面的加分效果。

活性化生命力的血液交換法

與病腺、五戒一起，並沒有完整傳遞到西洋世界的還有「血液交換法」。

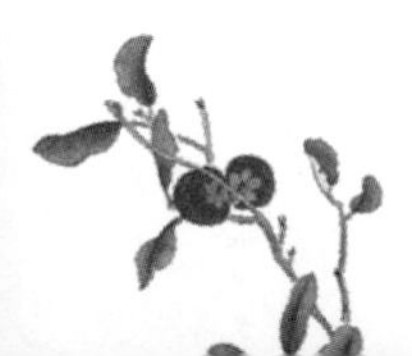

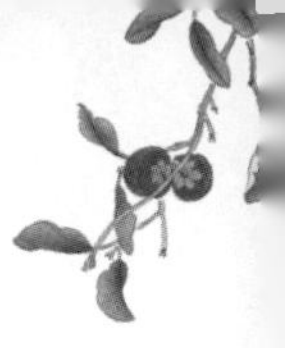

在西洋靈氣中，施作靈氣的方式是使用輕觸手法（feather touch），亦即只有教導要雙手輕觸而已。但是在臼井大師或林大師的時代，卻是實際教導使用包括「按壓」、「摩擦」、「拍打」等等的類似按摩式技法。

在先前介紹過的《靈氣療法手冊》中，其中有一節提到如下的記述：

問：臼井靈氣療法中是否有使用醫藥？並且是否沒有任何弊害？

答：絕對不會使用醫藥機械。只有使用凝視、呼氣、撫手、按壓及拍打，便得以治癒。

所謂凝視就是指專心注視，呼氣就是指吹出氣息。因為接受過靈授的人，就會從全身各處發出靈氣，所以除了雙手以外，特別是從眼睛或口中也會發出大量的靈氣。

所以要對燒燙傷難以直接使用手碰觸的傷口施作靈氣時，首先可以先進行專心注視（凝視）患部之後，再輕輕地用口吹出氣息（呼氣）。

如果可以花些時間來進行，則治癒的結果就會完全不同。

撫手法就是指摩擦的技法，壓手法則是指按壓的技法，拍打法則是指輕輕拍打的技法，每一種技法都會伴隨著物理性的刺激。而將這些使用於雙手的技法全部組合起來就是血液交換法，這可說是以治療爲主眼的靈氣療法之眞髓。

「血液交換法」就跟它字面上的意思一樣，便是用來淨化血液，因此可以爲疲勞的人帶來恢復元氣與精神的效果。血液交換法通常會在治療的最後階段使用，但也可以單獨進行血液交換法。

血液交換法（施術方法）

下面就爲大家介紹，林大師所親自傳授的血液交換法的作法。

首先讓患者伏躺，基本上請患者盡量穿著較薄衣物。

1. 用食指及拇指從左右輕抓頸椎第二節（後腦杓正下方的骨突），然後再用各手指劃上「符文（最初傳授的符文）」。藉由此動作則靈氣便會開始進入頭部。

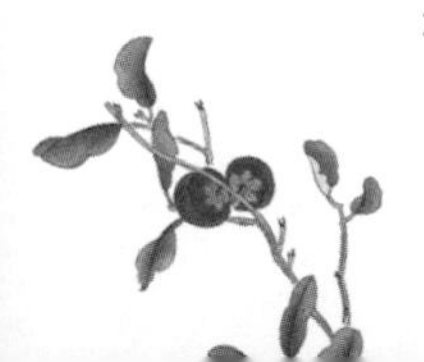

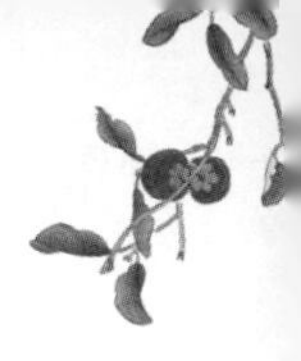

2. 在脊椎的兩側，從中央打開約兩指寬之處，開始使用指尖（食指及中指指尖較易進行）沿著背柱的兩端，從頭與肩膀之接縫處開始一直到薦骨處，上下快速地進行摩擦約二十次左右。

3. 將兩指個別單獨按壓在薦骨的凹處（第二薦骨孔）後，一樣劃上「符文（與1相同的符文），此動作會使得靈氣開始進入上半身及下半身

4. 從肩膀至腰骨處分成五～六等分，再將分好的各區域部分用兩手掌分別向外側拂擦。每個區域拂擦一次，並將此動作重複三～四次。

5. 在腰最細之處，以單手的手掌大幅度反覆拂擦約十次左右。

6. 將腳的外側分成三等分並進行拂擦。可先拂擦右腳再左腳（左右反之亦可）。

7. 將腳中央側分成三等分並進行拂擦。可先拂擦右腳再左腳（左右反之亦可）。

8. 將腳內側進行與6、7同樣的動作。

9. 以單手之手刀輕壓坐骨（避免重壓），而另外一手握住同側的腳腕，然後輕輕拉直整隻腳。左右腳各做一次。此時的重點技巧是使用體重移動，而促使身體自然伸展。

10. 以手掌輕輕從上而下拍打全身。先拍打上半身，接著再依照6、7、8之順序拍打下半身。

以上做法雖然看起來會讓人感到有些困難，但是只要重複多做幾次之後，就可以立刻記住。上述的血液交換法會在正式的「直傳靈氣」的第二天課程中教授，有許多來自從事按摩師、整體師、整脊師或芳療師等工作的學員之臨床報告說「將血液交換法放入自己的療癒內時，則該療癒效果會更加提升」。

因爲以上的學員們的一線臨床報告，我也再度認知到靈氣療法作爲治療法的眞正價值，而再次地對臼井大師及林大師所留下的功績抱持著敬畏之念。

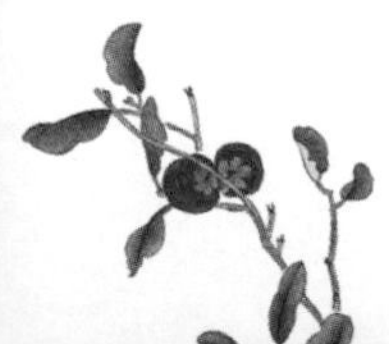

第六章　林靈氣研究會編制的「療法指針」

何謂「療法指針」

以下爲各位介紹林靈氣研究會的教材「療法指針」。

這裡並沒有寫著是在日本發行的「療法指針」，但在112～113頁所刊載的照片中，其封頁寫著「米布特設」。在日文中「米」是指美國，「布」則是指夏威夷，所以正確的意思是「在美國的夏威夷特別準備的教材」（在本書的上一版中，錯誤解讀成「爲了在美國的教學而特別準備的教材」，因此亦藉此機會訂正）。

雖然說是教材，但並非是指導 how to 的手冊，其實際內容只是提供一些針對各種病狀、疾病的施術，進行非常簡當的介紹而已。

千代子老師還在世時，法蘭克・阿加伐・彼得（Frank Arjava Petter）曾經拿著林忠次郎大師親製的「療法指針」的拷貝本給她看，並詢問她「是否有印象看過這份療法指針」。而千代子老師當時是回答說「這是我第一次見到」。於是法蘭克・阿加伐・彼得（Frank Arjava Petter）便做出一個結論：這份林大師的「療法指針」教材，是林大師當年爲了前往夏威夷進行教授活動而特別製作的教材。當時我也是這麼認爲。

但是之後，我們找到了當時在日本國內的林靈氣研究會內所使用的「療法指針」。當我看到它時，我便馬上可以理解到，爲何之前千代子老師回答「沒有看過」的原因了。

法蘭克・阿加伐・彼得（Frank Arjava Petter）拿給千代子老師看的拷貝本是 A4 size。但是當時除了千代子老師之外，我們之中並沒有任何人看過眞正的實物眞品，因此就無人知道眞實的尺寸。但是原始的療法指針大小是 91mm×64mm（B8 size），封面是高級的灰色紙質。亦即之前法蘭克・阿加伐・彼得（Frank Arjava Petter）拿的拷貝本是放大過的拷貝本，所以千代子老師才會回答「沒有看過」。這是因爲該拷貝本尺寸過大的緣故。當時我們也覺得非常不可思議，爲何林大師會專門爲了夏威夷而製作特別的療法指針。當我們了解這尺寸的來由之後，便得知眞相了。

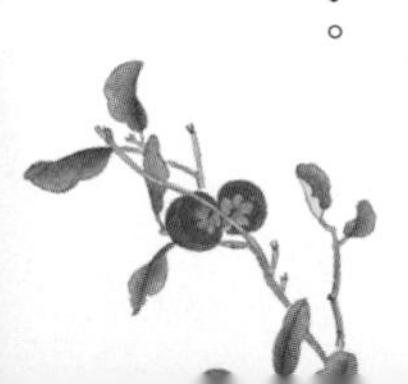

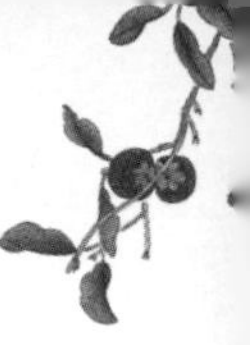

御製百首（和歌）

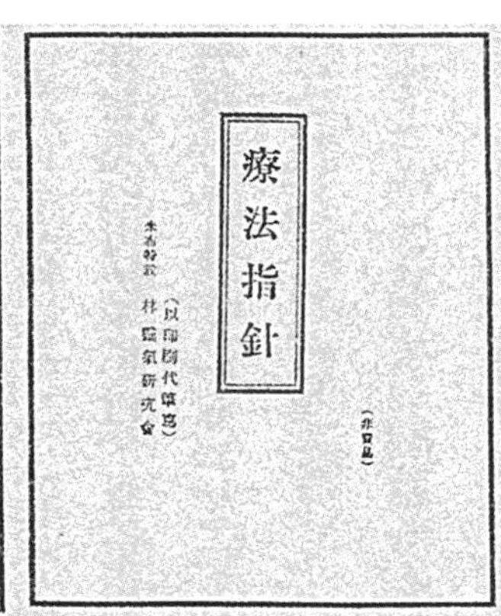

療法指針

（以印刷代筆寫）

米布特設　林靈氣研究會

（非賣品）

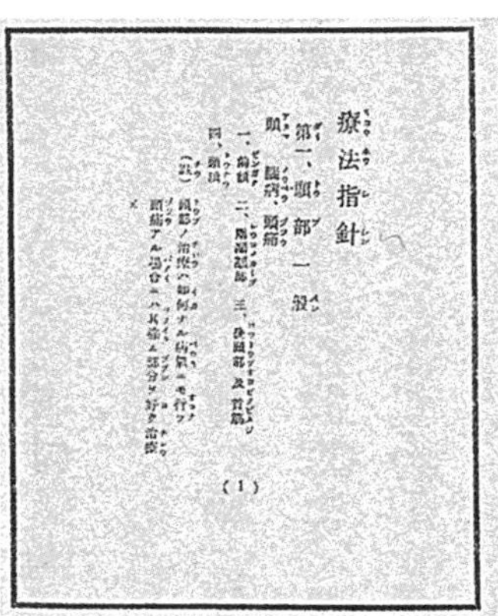

療法指針

第一、頭部一般

頭、腦病、頭痛

一、前額　二、兩顳顬部　三、後頭部及首筋

四、頭頂

（註）頭部ノ治療ハ如何ナル病氣ニモ行フ

頭痛アル場合ニハ其痛ム部分ヲ好ク治療ス

（1）

療法指針

（以印刷代替筆寫）

米布特設　林靈氣研究會

（非賣品）

療法指針

第一、頭部一般

頭、腦病、頭痛

一、前額　二、兩邊太陽穴　三、後頭部及脖子

四、頭頂

（註）不論任何的疾病，都需要進行頭部治療。

頭痛時要多加治療該疼痛部位。

（1）

療法指針

六、流行性感冒

一、鼻　二、咽頭　三、氣管　四、支氣管　五、肺

六、肝臟　七、胰臟　八、胃　九、腸　十、腎臟

十一、頭部　十二、血液交換法

（26）

一、貧血　白血病　壞血病

一、心臟　二、肝臟　三、胰臟　四、胃　五、腸

六、腎臟　七、脊椎　八、血液交換法

二、糖尿病

一、肝臟　二、胰臟　三、心臟　四、胃　五、腸

六、膀胱　七、腎臟　八、頭　九、脊椎

十、血液交換法

（30）

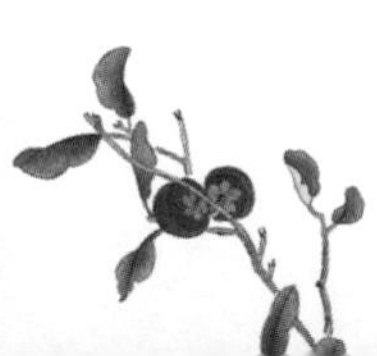

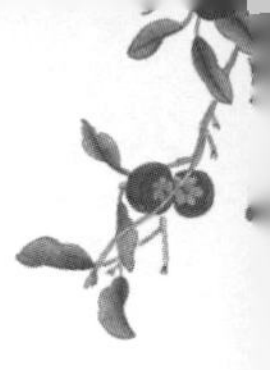

實際上當時林大師所使用的「療法指針」的實物眞品，目前就保存在我手中，原持有人是菅野千代（菅野和三郎之妻）。如果千代子老師看到了這個實物眞品的話，相信一定會想起以前許多令人懷念不已的往事吧。

這「療法指針」的實物眞品，是菅野和三郎的三男捨藏氏（我父親山口庄助的親弟弟）在千代子老師告別式那天，親自交到我手上。他因爲紀念他的母親菅野千代，所以將它珍貴地保存至今。他爲了我今後可以肩負起傳遞靈氣眞實面貌給更多人們的重責大任，因此便愼重地將「療法指針」、「御製百首」、「林靈氣研究會大阪分會靈授會出席表」等的歷史貴重資料託付給我。

在不久的將來，我也打算製作此「療法指針」的復刻版。

接著就讓我們來看看裡面的內容，我們可以看到裡面羅列出對應各疾病、症狀的臟器名稱，但並非是要照著上面的排列順序來決定手的擺放位置。因爲這只是提供參考而已，當我們

御製百首

三七　うち向ふたびに心をみがけとや
鏡はかみのつくりそめけむ
三八　われと我心をり〳〵かへりみよ
しらずしらずも迷ふことあり
三九　天をうらみ人をとがむることもあらじ
わがあやまちを思ひかへさば
四〇　善惡を人のうへにはいひながら
身を省みるひとなかりけり

一〇

四一　心ある人のいさめのことのはは
やまひなき身の藥なりけり
四二　人みなのえらびしうへにえらびたる
玉にも瑕のある世なりけり
四三　世に廣くしらるゝまゝに人みなの
愼むべきはおのが身にして
四四　おもふこと思ふがまゝになれりとも
身を愼まむことを忘れそ

一一

御製百首

不清楚病腺到底位於何處時，便可以遵循裡面所提示的順序而試著尋找病腺。因此這並非是一本施術手冊，而是用於概略尋找病腺的參考手冊。

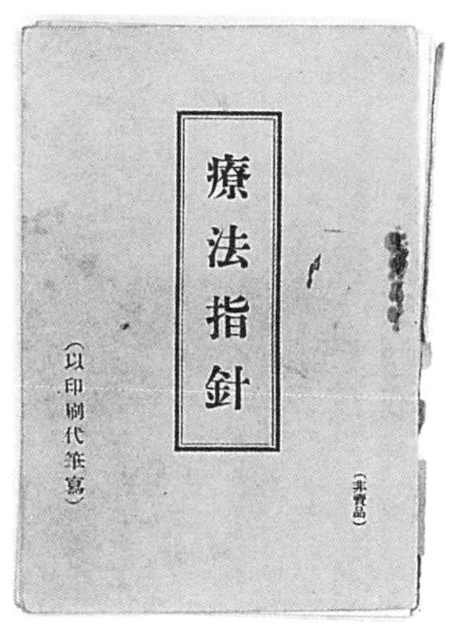

六、腎臟　七、頭　八、眼　九、血液交換
三、神經衰弱　不眠症
一、胃　二、腸　三、肝臟　四、脾臟　五、腎臟
六、眼　七、頭　八、血液交換
〔註〕蓄膿症ニ注意ス
四、腦膜炎
一、頭部主トシテ後頭及頸筋
〔註〕本病ヲ起ス原因、耳、鼻、顏面、頭部炎

(18)

症又ハ丹毒感冒肺炎等及遠隔臟器ノ化膿等ヲ治療シタル後頭部ノ治療ヲ主トシテ行フ
結核性ノモノモ同樣ナリ
五、流行性腦脊髓膜炎
一、脊椎　二、後頭部及頸筋　三、心臟　四、胃
五、腸　六、肝臟　七、腎臟　八、膀胱
〔註〕脊椎及後頭部頸筋ヲ主トシテ治療ス
六、脊椎炎

(19)

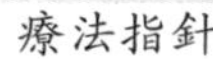
療法指針

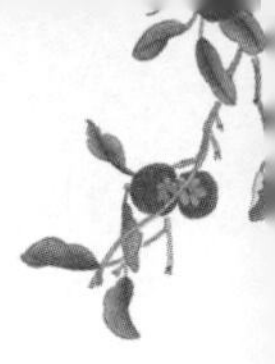

例如，對糖尿病來說，病腺應該會位於肝臟、胰臟、心臟、胃、腸、膀胱、腎臟、頭、脊椎之中的某些地方，因此可以依據這裡所提供的順序進行尋找病腺，當發現病腺之後便一直施作靈氣，直至病腺消失為止。當位於所有部位的病腺均完全消失時，最後再進行血液交換法就可以完成整個療程。

找出引起症狀或疾病原因的病腺，雖然需要長年的經驗及從該經驗而來的直覺力，但是只要可以將雙手鍛鍊到能夠感知某些程度的病腺時，則再配合使用此「療法指針」，便可以進行十分有效的靈氣治療了。

靈氣治療的原則

如果讀過「療法指針」的話，就可以了解幾乎所有的症狀，都需要對頭部施作靈氣。這是因為遵循「靈氣由上向下流動」的基本性質，所以當對頭部施作靈氣之後，靈氣便自然而然地流向全身。

在靈氣流向全身的途中，就會停留在患部或病腺（引發疾病原因的部位）上，而使該部位能夠恢復到健康狀態。

因此，在一般性的靈氣治療當中，都必須先對頭部施作靈氣。

接著是依序對前額部、後腦杓、側頭部、頭頂施作靈氣，在這之中若是發現病腺嚴重之處時，就要對該部位集中施作靈氣。特別是現代人的壓力過多，因此在上述部位的某處，一定都會發現病腺。

當有兩位靈氣療法師時，可以分別對頭部及患部施作靈氣。若是有三位時，可以分別對頭部、患部及腳底施作靈氣。腳底與頭部並列爲同等重要的重點部位。

這是源自於東洋醫學的想法，據稱腳底是穴道集中之處。當實際用手施作靈氣時，便可以感受到全身的氣流。

另外，腳底也可說是全身血液循環的判斷儀表板，當腳底變溫暖時，則全身的血流就會開始獲得改善。

如果是只有輕微的手腳冰冷時，大概需要施作靈氣約二十分鐘，便可以讓腳底產生溫暖。但如果是屬於重度的手腳冰冷時，則可能需要花費一小時左右。此種溫暖的產生，並非是因爲來自

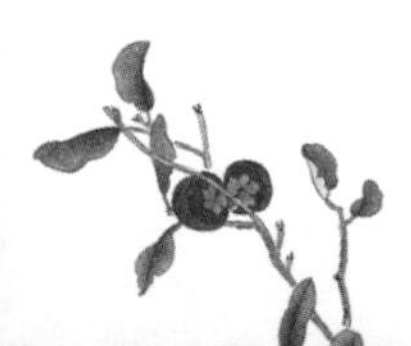

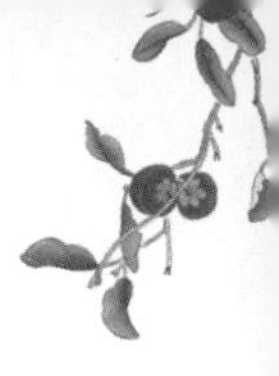

外部的溫度而升溫，而是由內部力量自然而來的加溫，因此可以一直持續著一定的溫度，藉此減輕因血液循環不良而導致的全身不適症狀。

非常不可思議的是，如果對腳底施作靈氣時，則似乎也會對口中的疾病發揮改善效果。臼井大師並沒有如此說，這是林大師所發現的現象。

病腺的蔓延

腳底的中央是腎臟的經絡路線之起點，因此若對腳底施作靈氣時，則可以發現靈氣會流動到腎臟。而腎臟也與頭部、腳底並列爲同等重要之部位。

身體健康開始發生問題時的模式，幾乎都是先從腎臟開始產生病腺引起。一般人最容易感受到症狀的第一位就是腰痛，而腰痛幾乎都是由於腎臟的疲勞所致。這是因爲當腎臟進行淨化血液的功能低下時，則就會累積許多無法過濾掉的老舊廢物的緣故。

未能被過濾掉的老舊廢物就會沿著肩胛骨內側向上蔓延，而在肩胛骨處累積形成病腺，接著會慢慢擴展至肩膀、腋下。當再從肩膀不停地向上蔓延而抵達延髓時，就會明顯提高產生腦溢血的危險性，所以一定要儘早進行處理。

當病腺蔓延到腰、肩膀、脖子等等的遍布全體時全體都遍布時，則最少需要進行三次以上的靈氣治療，才能夠完全消除病腺。

一般的話會依照以下順序，集中對病腺進行靈氣施術：第一次是進行肩膀及脖子、第二次進行頭部、第三次則進行腎臟。

流行性感冒的治療法

接著就讓我們來看具體例子。以下是林靈氣研究會的「療法指針」中，所寫到的對於「流行性感冒」的治療法。

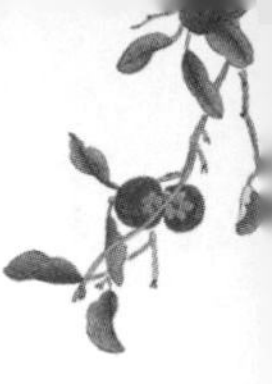

流行性感冒

一、鼻，二、咽頭，三、氣管，四、支氣管，五、肺，六、肝臟，七、胰臟，八、胃，九、腸，十、腎臟，十一、頭部，十二、血液交換法

流行性感冒治療的重點，就是在於改善上半身的氣流與血液循環。我們依照上述的順序尋找病腺的話，一定可以找到，在找到病腺之後，便對該部位集中施作靈氣。

當所有的部位都已經感受不到病腺時，則最後就進行血液交換法。進行血液交換法會淨化身體內的血液，而讓血流變得順暢，當血液循環被改善之後，身體使會漸漸地溫暖起來，而疼痛也會逐漸獲得舒緩。

與臼井大師的「療法指針」之差異

事實上臼井靈氣療法學會也有發行「療法指針」，但與林靈氣研究會所發行的內容有部分差異。

因爲臼井大師重視由脊椎錯位所衍生的問題，因此在臼井大師的療法指針中，常常會看到「脊椎〇節」等的椎骨（構成背骨的每一個骨頭）名稱登場。在當年臼井大師活動的年代中，日本的脊骨神經醫學理論才剛開始起步，或許是因爲受到這方面的影響。

另一方面，在林大師的「療法指針」中，並無任何椎骨名稱，而是以臟器爲中心。這與臼井大師相比，可說是更爲具備西洋醫學之特性。

這兩者並無哪個正確或錯誤，而單純只是切入看待身體的觀點不同而已。因爲實際上都是用於找出病腺後施作靈氣，對於施作靈氣本身並無太大差異。

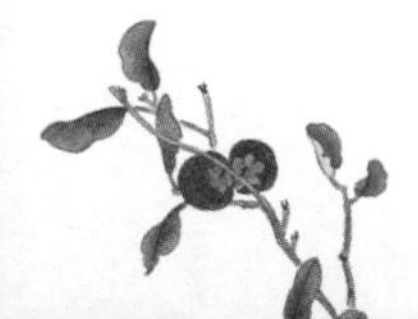

第七章　直傳靈氣研究會的實踐

在本章中會介紹直傳靈氣課程的實際進行方式。

直傳靈氣課程的實際狀況

第一天課程「前期一　直傳靈氣的背景與靈氣的初次體驗」

課程第一天稱爲「前期一」，通常都是從下午開始。

「前期一」會先簡單說明直傳靈氣研究會的趣旨，接著一方面會進行說明，臼井甕男大師如何發現靈氣、林忠次郎如何繼承、以及我母親接受靈授時的狀況，而同時提供許多與林大師合照的紀念照片、林靈氣研究會的修畢證書等的證據來輔助說明。在全程課程中總共會進行五次靈授，在場的師範及師範格會對參加者全員進行靈授。亦即若是我與兩位師範格或師範一起在場時，就是總共有三位老師共同進行靈授，所以此時的每個學員在全程的課程當中，就可以接受到5次乘以3人共計15次的靈授。

有關靈授方面，除了我們現在是坐在一般椅子上接受靈授外，其他所有的有關靈授過程都是跟當年林忠次郎大師所進行的靈授形式完全相同。

我們會在關暗電燈的房間中，請參加者輕輕地挺直脊柱而不要壓迫到丹田，閉上雙眼並且進行腹式呼吸。然後在林忠次郎大師親筆所書寫的五戒掛軸前（在直傳靈氣的正式課程中，認證師範所使用的是由直傳靈氣研究會官方製作的復刻版），一起念誦五戒。

林忠次郎大師曾經說過「進行靈授時，必需要在五戒掛軸前進行」。因爲這將可以淨化整個進行靈授的場地，確實有許多的參加學員也都能實際感受到此點。

靈授的方法我無法在此公開，但有許多的學員們都可以用每個人自己不同的方式感受到靈氣，有部分的學員會感受到光（紫色居多）或看見神佛。而非常有趣的是，如果是外國人（西方人）學員的話，則會有聲稱他們見到天使或聖母瑪莉亞等的景象，所以感受方式會因個人的宗教、文化背景不同，而顯現的方式也會大不相同。

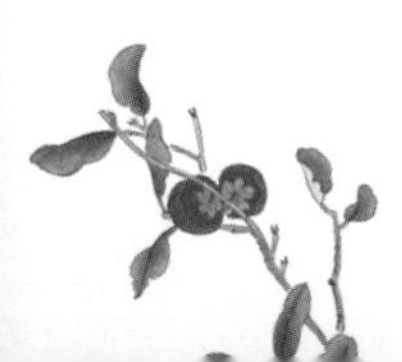

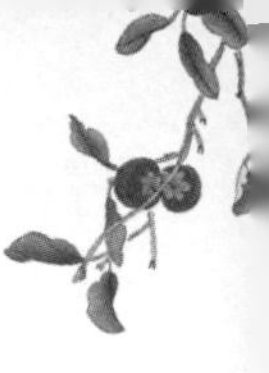

靈授時會出現許多不可思議的現象，當年實際上只有我跟我母親兩人在進行靈授，但卻有學員聲稱「他確實接受到第三個人的靈授」，在既黑暗又閉起雙眼的靈授場地內，雖然眼睛無法看見第三個人，但是卻可以確實感受到來自於手的觸感。另外也有些可以看到靈界存在的學員們，也曾經說看到過臼井大師或林大師出現於課程現場進行靈授的樣子。

如此說來，之前說感受到的「第三個人」的靈授，就應該是來自臼井大師或林大師。直傳靈氣研究會並非追求「不可思議現象」的地方，所以我就不便多說，但是這些現象除了讓我覺得非常驚訝及對靈氣的神祕性產生許多想像之外，同時我也在內心當中充滿對臼井大師、林大師的感謝之念。

完成靈授之後，連同師範們也會跟全員一起圍成一個圓圈，會互相將手搭在他人的背上，然後進行十五～二十分鐘的「靈氣迴流」的手法，來流動靈氣。

在進行「靈氣迴流」時，不需要集中特別的意識，只要輕微地將意識放在感受靈氣的雙手掌內即可。

進行靈氣迴流之後，幾乎所有的參加學員都可以感受到「身體很熱」、「覺得很舒服」、「手有些刺痲感」、「手出現令人驚訝的熱度」等的實際感覺。

此時我們手中所感受到的就是「病腺」，它會隨著靈氣的流動，而使感覺開始產生變化。

直傳靈氣研究會的課程表

在直傳靈氣研究會中，會開辦推廣原始傳承的傳統靈氣之課程。以下就是課程表內容。

■前期一■
開辦直傳靈氣的動機
直傳靈氣的歷史
直傳靈氣研究會的趣旨說明
五戒奉唱・靈授
靈氣迴流
靈氣實習

■前期二■
五戒奉唱・靈授
靈氣迴流
公開傳授
符文傳授
血液交換法
靈氣實習

■前期三■
五戒奉唱・靈授
靈氣迴流
靈氣傳導
習修靈氣療法的方法
自我靈氣
靈氣實習

■後期一■
五戒奉唱・靈授
靈氣迴流
靈氣傳導
公開傳授
符文傳授
靈氣實習（惡習療法）

■後期二■
五戒奉唱・靈授
靈氣迴流
靈氣傳導
咒文傳授
靈氣實習（遠距療法）
復習
頒發修畢證

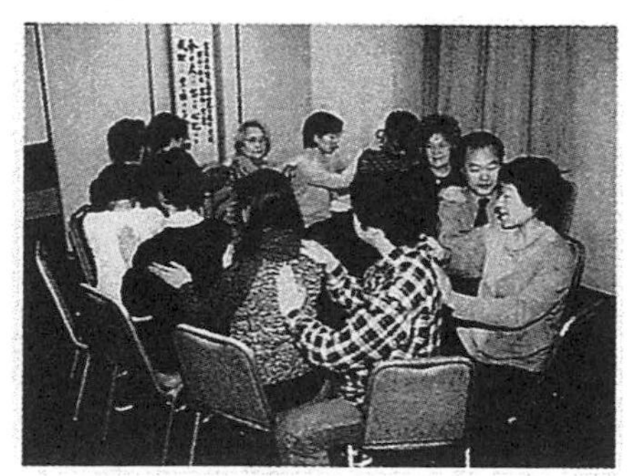

在東京開辦課程時的靈氣迴流練習
（中央是千代子老師）

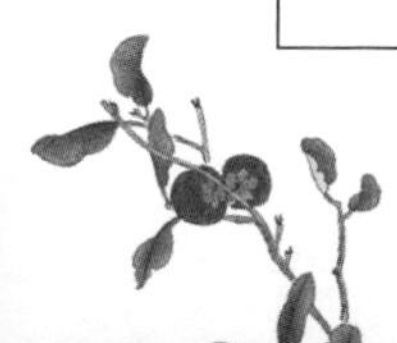

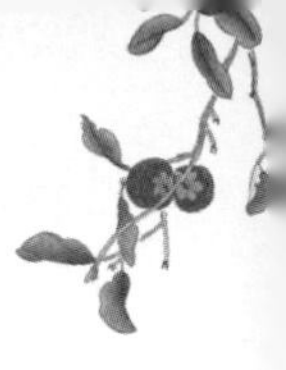

常常會有學員分享，自己平日經常覺得不舒服的疼痛部位，在練習之後症狀很快就消失了。這就是將靈氣集中在患部，而體驗到治癒的過程，因爲即使只是將手置放於他人的背上，其靈氣也會自動流動到患部。

在靈氣迴流之後，就會開始進入實習。在此時會有些之前已經先學過西洋靈氣的學員們多少感到有些困惑。

因爲在西洋靈氣中，爲了進行靈氣而設有制式的十二個部位，或者更多的制式的部位，但是在直傳靈氣中，是依據病腺而決定施作靈氣的部位，因此並沒有制定制式的位置順序。

但是因爲頭部是我們非常重要的部位，所以當施術者有兩人時，基本上會對頭部及患部進行施術。

在靈氣實習中，是一人躺著而讓多人施作靈氣，因此可以採行一人做頭部、一人做腳底、如果還有第三人便可以做膝蓋內側。當被施作的人俯躺著時，施作的人可以將手放在肩胛骨或腎臟、肩膀、脖子、延髓等，因爲這些都是很容易聚積病腺的部位。

有關病腺，在接受完靈授後，幾乎所有的學員們都可以感受到病腺的感覺。

即使在第一天沒有感覺的學員，在三天課程結束後也一定都可以感受到，因此回去之後再持續實踐的話，則對於病腺感受的敏感度就會慢慢提升。

相反地，如果是特別敏感的學員，有些人手心的疼痛感會一直延伸抵達肩膀處，因此有些人會感到恐懼，認爲是否「邪氣進入了自己的體內」，但這絕對不是什麼不好的能量進入體內，而只是因爲自己感受到了病腺而已。因此只要將手移開之後，這種疼痛的感覺便會消失無蹤。

若是持續不斷地進行靈氣的話，病腺一定會漸漸消失，這是在課程中就可以實際體驗到的經驗。

第二天課程「前期二、三　傳授符文及血液交換法、靈氣傳導」

課程第二天會進行「前期二、三」。

首先會進行靈授與靈氣迴流完畢後，接著就開始傳授「符文」。

在此會傳授第一個符文，它是從象徵「天」的漢字變化而來，對於快速擊碎病腺非常有效。以我自身的感覺來說，我只要在病腺的部位使用此符文，靈氣便會立刻快速進入該部位。

另外，在直傳靈氣課程中，都會指導學員不要太過於使用符文或咒文，因爲根據林大師所傳承下來的教誨，這些就像是「傳家的寶刀」，只有在非常緊急的時候才會拿出來使用。

在傳授符文完畢後，便會進行「血液交換法」（參考109頁），於此時也會使用符文。

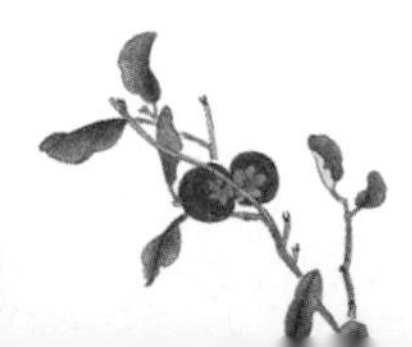

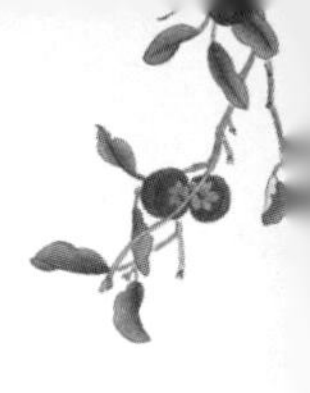

第二天下午會再練習一次靈授及靈氣迴流，並加上進行靈氣迴流的變化式「靈氣傳導」。此時全部參加的學員會圍成一個圓圈，雙手分隔開來傳導靈氣。

因爲此時學員們的靈氣已經變強，所以即使手是分開來，也依然可以感受到雙手間的空間會有似風般的能量感，也會有許多人感受到像是靜電般的感覺。

此時，學員們雙手的感覺，都比來參加課程之前還要提升許多，但是爲了能夠更加正確地感受病腺，因此這一天會學習「靈氣療法的習修方法」。此方法是連續進行五天，每天進行三十～四十分鐘左右的靈氣練習法，手法本身非常簡單，但是藉由此習修方法便能確實掌握病腺的感覺，因而可以提高靈氣施術的效果。

第二天最後，跟第一天一樣，會進行靈氣施術的練習。但是跟第一天不同的是，此時幾乎所有的學員們都可以確實地感受到病腺，亦能夠實際確認使用靈氣便可以消除病腺，因此都可以充滿自信地進行施術練習。

第三天課程「後期一、二　『惡習療法』、『遠距療法』」

課程第三天會進行「後期一、二」。中午前會先進行靈授與靈氣迴流，接著就會進入正式課程的說明。

之後會傳授靈氣療法中，用以解決隱藏內心深處的創傷、以及各種心的問題時所使用的「惡習療法」的專有符文。

舉凡壓力問題、厭食症、過食症、自閉不外出、家庭暴力、酗酒、夜尿……等等，只要是來自於心的症狀均會有效，有些從事心理諮詢工作者，在臨床中使用也都很有效果。

在「靈氣療法手冊」中，亦可看到對惡習療法的描述內容，以下便引用該部分提供參考。

問：臼井靈氣療法只能用來治癒疾病而已嗎？

答：不，不僅是可以治癒肉體的疾病，亦可以用於矯正心的病症，即煩悶、虛弱、膽小、優柔寡斷、神經質等或其他的不良習性。矯正後的心就會成為更接近神或佛的心，之後便能夠以治療他人為主眼，讓自他充滿幸福。

在惡習療法中會對當事人的潛意識施作靈氣。

作法是對著腦中的某部位輕劃符文，接著爲了要修正當事人的惡習，會實際上需要發出聲音以言語進行。

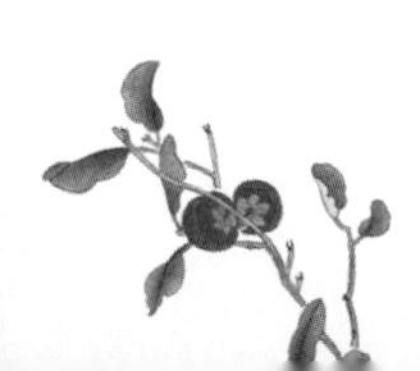

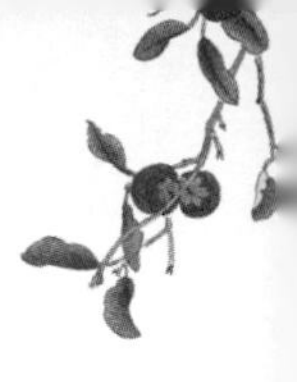

此時所使用的言語是爲「否定形」與「命令形」，這在一般的諮詢當中或許會被視爲一種禁忌的語言表現，但是在此最大不同的就是，因爲加入了靈氣，所以可以獲得非常高度的效果。

在進行惡習療法時，施術者的手通常會有許多感受。

而在當事人的感受部分，有許多人表示有時會感受到頭部的脈動、或感受到靈氣進入體內、或覺得身體的某些部分會感到沉重或熱感、有時則會在閉眼時突然看到眼前一片明亮等等的各種體驗。

另外，雖然並非是直接來自於林大師的教導內容，但是作爲直傳靈氣的獨家技法的「惡習療法」要領就是會在施術時對身體說話，因此也可以調整骨骼或內臟的位置。

這應該是因爲我們全身的每一個細胞中，都具備細胞意識的緣故。透過靈氣跟身體說「請回到原來的位置」時，確實能夠確認到骨骼及內臟會回歸到原來的位置上。

第三天的下午，會傳授要使用於對距離遙遠的人進行靈氣時所需的「遠距療法」的方法，並也會同時傳授所需要使用的咒文。符文與咒文不同，前者只需要輕劃，但後者卻需要唸出聲音。

遠距療法的重點在於，明確想像出對方的樣貌。

如果要對不認識的人進行遠距療法時，最好就是有照片，但這並非必要條件，沒有照片亦無妨礙。重要的是需要全名、出生年月日及症狀等，用於特定住本人的相關情報。

在順利想像出當事人的樣貌之後，接著就將其投影在自己身體上的某部位並且使用咒文後，接著就跟進行一般的靈氣施作一樣，只要實際以手進行即可。

這個方法也可使用於，當要對自已的手比較難放到的身體部位（如自己的背後等）進行靈氣時。

開始練習這個方法時，讓大家非常驚訝的是，每個人都可以確實感知位於患部的病腺。

另外在二次大戰時，我母親或有學習過靈氣的親戚，都會使用遠距療法來傳送靈氣給身處戰地的丈夫或兒子，因爲能夠確認到病腺的反應，所以便可以確認自己的親人還活著。

有關遠距療法的應用方法，它可以跟惡習療法合併組成「遠距惡習療法」。因此可用於處理在一般諮詢中，比較棘手難以處理的非當事人的問題，例如當事人的丈夫酗酒或小孩夜尿等的問題。

在課堂中練習時，會在房間中央放置眼罩，而施作者與被施作者會分開坐在兩側，然後進行遠距療法的練習。施作的人幾乎每一次都可以感受到病腺，而被施作的人亦會明顯知道身體感覺的變化。在遠距療法的練習中，有些學員會出現身體的重壓感或被拉扯感等的物理感覺。

當練習完遠距惡習療法之後，就會接著進行第五次的靈授及靈氣迴流，然後再度進行施術練習。

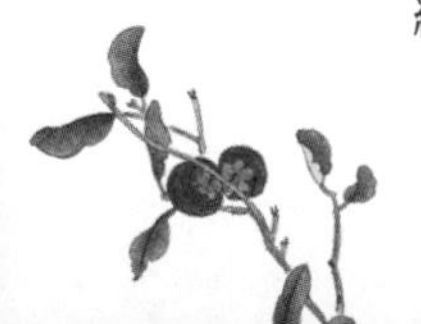

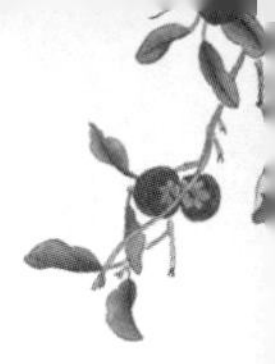

最後會發給每個學員的修畢證書，是完全以當年林靈氣研究會所發行的修畢證書（與臼井大師時代相同的形式）爲範本，精心製作成直傳靈氣研究會特製的修畢證書，因此每一個學員的證書上的名字，都是以毛筆手寫的珍貴證書。

正式修畢後期課程之後，若是認眞實踐五戒並完成對他人施作靈氣達到一定人數以上的符合條件者，接下來若有意願可以前進至「師範格養成課程」。在這之後若是完成一定的規定條件後，就可以更進一步地前進至「師範養成課程」。

取得「師範格」的資格者，可以開辦直傳靈氣的前期課程。而取得「師範」資格者，便可以設立直傳靈氣研究會分會，並可以開辦教授全部課程（包含前期及後期課程）。

直傳靈氣研究會（台北分會）：

http://jikidenreiki-taipei.com

E-mail：vivianseminar@gmail.com

直傳靈氣研究會課程

直傳靈氣前期・後期課程，分為三天（五個講座）進行。

■擔任講師：山口忠夫
■参加人數：十～十二位　完全預約制
■参加費用：日幣 85,000（含教材）
複訓費用：日幣 5,000（每個講座）
（複訓是指，正式修畢全部三天課程者：前期及後期，共五個講座，而再度参加課程的制度）
■開課地點：
◇直傳療癒中心　京都
地址：京都市下京區綾小路由小路西入 92（有）信友堂內
交通方式：市巴士距 JR 京都站十五分鐘，四條堀川下車
市巴士距四條京阪站十五分鐘，四條堀川下車
阪急四條大宮徒步五分鐘
地下鐵烏丸線四條烏丸站徒步十分鐘
◇直傳療癒中心　東京
地址：東京都町田市五丁目 3-8 Ground Chario 町田 1601 號
交通方式：JR 橫濱線北口下車，徒步十五分鐘
小田急線町田站南口下車，徒步八分鐘

＊京都・東京以外地區，會視需求開辦課程。有關日期，請直接洽詢直傳靈氣研究會事務局。其他地區（日本國內）六名以上，即可另行申請開辦時間，但費用另計。

■詢問・報名
直傳靈氣研究會事務局
〒600-8478 京都市下京區綾小路由小路西入 92（有）信友堂內
（日文）URL：http://www.jikiden-Reiki.com
E-mail：office@jikiden-Reiki.com
（英文）URL：http://www.jikidenReiki.co.uk
E-mail：jikidenReiki@hotmail.com
（中文）URL：https://jikidenreiki-taipei.com
E-mail：vivianseminar@gmail.com

*2017 年 5 月更新

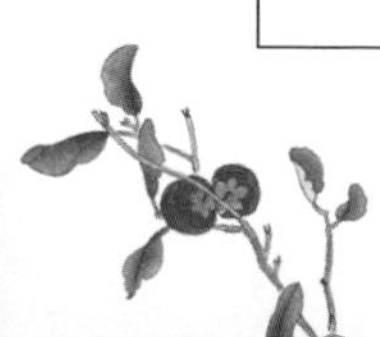

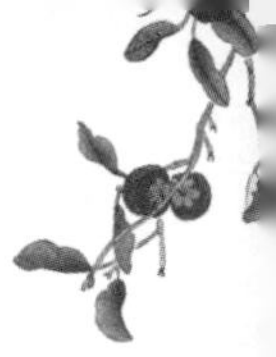

直傳靈氣成為替代醫療的王牌

直傳靈氣的首日課程時，會先說明以下的直傳靈氣研究會的設立趣旨。

直傳靈氣研究會的趣旨

1．實證直傳靈氣（靈氣療法）之優越效果，並將其體驗集結成書出版。
2．將直傳靈氣（靈氣療法）做為替代醫療的王牌而活用。
3．將直傳靈氣（靈氣療法）活用於醫療現場，並將之普及至醫師、看護人員及其他進行替代醫療的現場人員，以期進行真正的醫療改革。
4．將靈氣療法普及至家庭內，而不輕易依賴醫院或藥物，因而可以對減少醫療產業廢棄物提出貢獻，並積極參與改善地球環境問題。

有關上述一、二、三點，相信閱讀了前面的章節便可以充分理解。目前已經有許多的醫療相關者，開始認同直傳靈氣的優越性，並且直傳靈氣亦提出了許多實際的成果。雖然前進的腳步尚屬緩慢，但是因爲不斷累積了許多治癒例，因此也逐漸開始擴大影響力並獲得更多來自各方的認同者。

有關四的部分，可說是今後最大的課題。在此論點上，靈氣會超越個人健康的層次，而會與地球環境問題產生關聯。

爲何靈氣會與地球環境問題有關呢？

以前我曾經被一同參與環境問題的夥伴詢問過：「靈氣與環境問題有什麼樣的關聯呢？」，當時我舉出了醫療廢棄物的問題爲他進行說明。

光是感染性的醫療廢棄物，每十萬人每年就會生產一百二十～一百三十噸，在日本全國總共會高達十五萬噸。（全台灣的有害性醫療廢棄物大約三萬公噸）

但是如果每個家庭內有一個人會使用靈氣療法時，若藉此可以減少一半病人的話，則依照此條件計算，就可以推算出每年將可以減少七萬五千噸的醫療廢棄物。

在諸多的替代醫療中，靈氣最大的特徵就是「不需要道具」，只需要雙手即可，因此絕對不會產生廢棄物，亦不可能成爲環境污染的原因。這才可說是理想中最完美的替代醫療。

或許是直傳靈氣的卓越性日漸爲世間各方所認同，因此在平成十二年（二〇〇一年）時，我受到替代醫療的醫師團體「日本整體醫療醫學協會」的邀約，爲他們說明了直傳靈氣在替代醫療

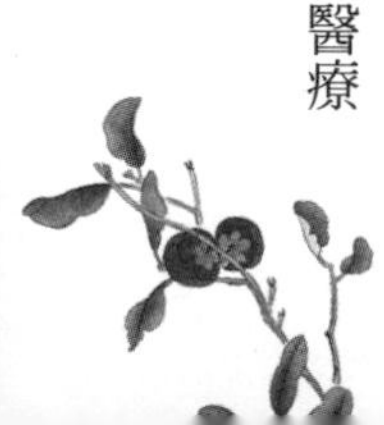

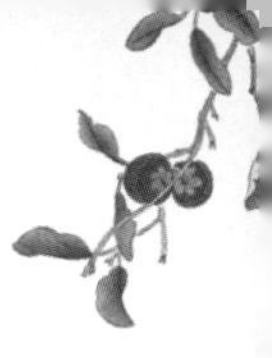

及全人醫療領域方面的可能性。能夠在諸多醫師面前，傳遞說明直傳靈氣的可能性，這對我來說比任何事都還要令人開心。

今後，直傳靈氣研究會亦會持續一貫的立場，立志將高水準的靈氣療法（直傳靈氣）做爲替代醫療而廣泛推廣至各領域，並以此對地球的環境問題提出微薄的貢獻。

我的願望就是希望這道細小的河流，總有一天能夠匯聚成大河，實現一個沒有疾病與環境破壞的世界。

外國人專用課程及海外課程

比日本人還要更關注直傳靈氣者，就是海外的一些稱爲靈氣教師（Reiki Teacher）的人們。直傳靈氣研究會亦正式開辦以外國人爲對象的「外國人專用課程」及「海外課程」。

至目前爲止，有許多來自美國、德國、英國、紐西蘭、瑞典、立陶宛、以色列、中國等國家的人們參加。這些人幾乎都是西洋靈氣的靈氣教師，在這之中也有已經教過數千位學生的知名教師。

在外國人專用課程中，基本上內容都與一般課程完全相同，但「五戒」、「病腺」等的用語「GOKAI（五戒）」、「BYOUSEN（病腺）」則會用羅馬拼音進行標示，我們都會照著臼井大師的原始日文之發音忠實進行教授，五戒念誦時亦是使用日文發音。為何要這樣做的原因，在之前的章節亦詳細說明過，這是因為必須重視由原始言靈所產生的聲波振動之故。

外國人專用課程及海外課程

首次開辦英語授課是在二〇〇一年七月，當時的參加者有七位德國人，而且他們每個人都會使用英文。這也是千代子老師第一次同時對多數的西洋人進行靈授的經驗。

同年十月開辦了第二次（有來自英國、拉脫維亞、立陶宛等共十位學員參加）與第三次（美國、香港等共十位學員參加）。

二〇〇二年十月開辦第四次有六位參加（紐西蘭、瑞典、英國等），二〇〇三年六月開辦第五次有八位參加（墨西哥、新加坡、澳洲等），對這些來自海外的靈氣教師們來說，能夠親身接受到千代子老師的靈授，讓他們都感到非常地滿足。

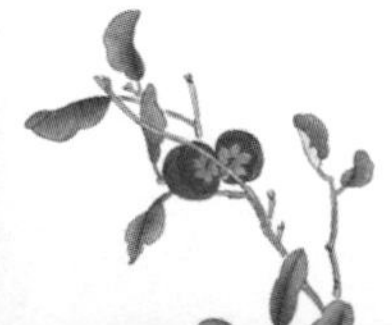

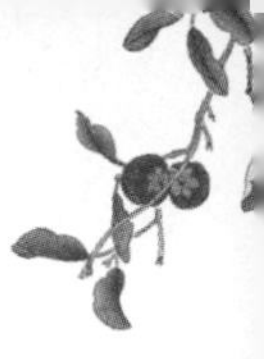

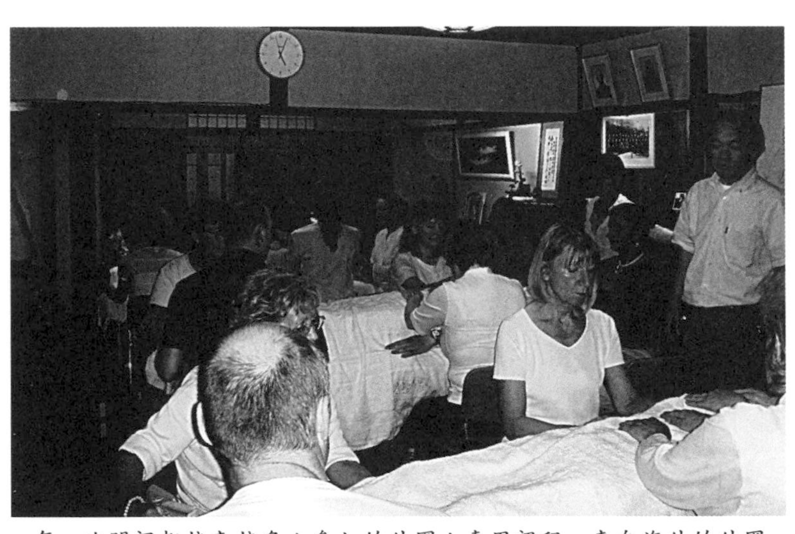

每一次開課都越來越多人參加的外國人專用課程。來自海外的外國人追求靈氣的求道者，似乎比日本人還多

海外課程

直傳靈氣研究會自二〇〇四年起，便開始於海外開辦正式課程。

許多海外的靈氣教師們，都希望千代子老師能夠前往海外開課，而她本人也表示非常樂意前往。但是因爲她在二〇〇三年八月便過世了，因此非常遺憾，千代子老師的海外課程並沒有實現。

於是，我繼承她的遺志，前往海外正式開辦直傳靈氣課程。

二〇〇四年的第一次海外直傳靈氣課程的會場是位於德國。當時我以日文講課，而透過英文翻譯對所有前來參加的學員進行授課。此時有來自德國、法國、葡萄牙、荷蘭、加拿大、英國等共十四位學員。

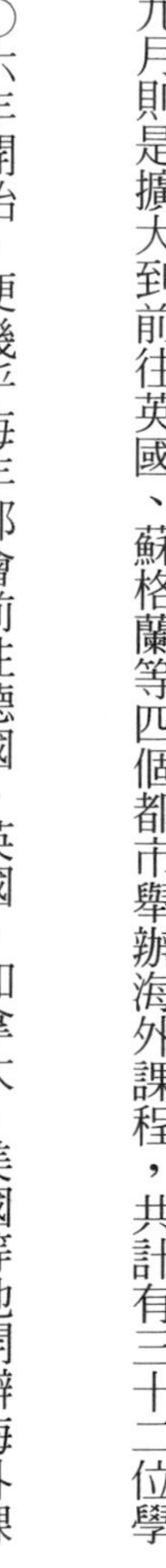

二〇〇五年九月則是擴大到前往英國、蘇格蘭等四個都市舉辦海外課程，共計有三十二位學員參加。

接著從二〇〇六年開始，便幾乎每年都會前往德國、英國、加拿大、美國等地開辦海外課程。現在每年大約開辦五～六次，至今已經在全球十五個國家中，親自開辦過直傳靈氣課程。

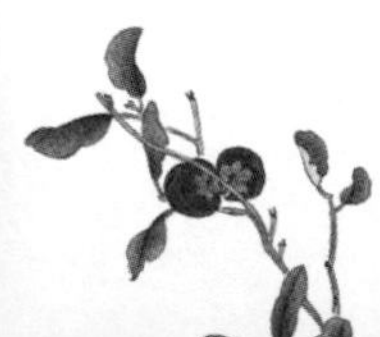

第八章　直傳靈氣的奇蹟——體驗者的見證

臨床現場的見證

在本章中將介紹實際體驗靈氣並在自己的人生中進行實踐，且因而產生深刻感受的人們之見證。首先介紹的是將「直傳靈氣」活用於自己身處的醫療或療癒的臨床現場者的親身見證。

1・「靈氣——找尋生命源頭 Looking for the Source」——直傳靈氣研究會代表代行大師範法蘭克・阿加伐・彼得（Frank Arjava Petter，德國）

不管你是否意識到，我們人類就是個不斷尋找自己是誰的旅人，這就是人生。我們活著的唯一目的除了找到「自己到底是誰？」、「我來到這個世上到底有何意義？」之外，並沒有其他目的了。

即使帶著認爲永遠用不完的積蓄而出發前往人生之旅時，卻發現在不久之後便散盡財產。然後我們又要再追求新的資糧，並爲了找尋源頭而四處徬徨。

當好不容易找到了進入河川的入口但卻又迷了路，然後又好不容易爬上川流的盡頭而終於抵達水源。每個人都是像這樣地各自使用不同的方法，而想要找出自己的生命源頭，希望能將這生命源頭之水喝到內心深處。

對我自己來說，與山口千代子老師、忠夫老師及直傳靈氣的相遇，正是我夢寐以求的「生命源頭」。

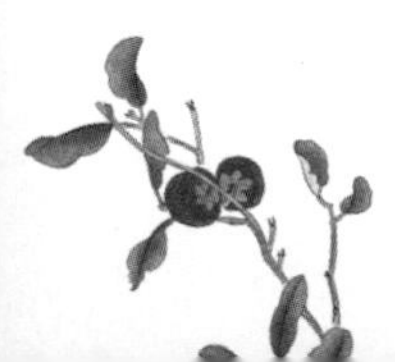

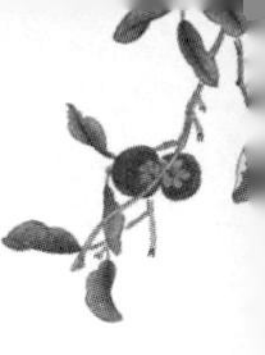

一九九三年時，是我第一次向我自己的哥哥學習靈氣，之後不久又去拜了其他的靈氣老師爲師。在這同時，我也開啓了在日本尋找靈氣的源頭之旅。我住在札幌十一年，這段期間我不間斷地累積對靈氣的鑽研，但是卻對於我一直以來所實踐的靈氣，開始產生格格不入的感覺。我總覺得缺少了些什麼。但是缺少的是什麼，雖然模糊但彷彿已經了然於心。因爲我覺得本來應該是起源於日本的靈氣，爲何卻失去了原有的日本特質，而只淪爲充滿濃厚的新時代方法的坩鍋而已。

這樣一來的話，那麼日本的靈氣到底是怎麼樣的靈氣？我想那應該就像是受到邀請而進入了一個古老的神社的感覺。當我們碰觸到靈氣時，會像是感受到茂密深綠的杉木香氣處處飄散、神聖又輕柔的白霧會籠罩著我們的靈魂、而我們的心會完全被這種寧靜所吸引。日本的靈氣原來不應該就是這樣嗎？

二〇〇〇年的夏天，當我第一次與山口千代子老師、山口忠夫老師相遇的那一瞬間，我就已經感受到「這次的相會，正是我一直以來夢寐以求的」。千代子老師與忠夫老師的教導既是眞品又非常簡潔。眞實的眞品，並不需要進行任何的說服，因爲就像是泉水自然湧出一樣，它就從我的內心中自然湧出。我因爲終於接觸到了眞品的靈氣的眞髓，所以眞心地感到喜悅。

而最令我感受深刻的是，與靈氣共生了六十五年歲月的山口千代子老師的，以及在出生之前已經非常熟悉靈氣超過半世紀以上的忠夫老師的靈魂經驗。

靈氣使得山口千代子老師和忠夫老師的心生光輝，在他們的體內脈動，且融入了他們的吐息之中。臼井大師也在五戒中揭示靈氣爲「招福祕法　萬病靈藥」，因此我相信靈氣是一種引導人們「轉變」的卓越方法。

對我來說，山口千代子老師及忠夫老師便是優秀的學習範本。

山口千代子老師在二〇〇三年逝世時，我的內心很悲傷更感到非常遺憾。因爲我一直希望今後千代子老師還能夠培育出更多的靈氣施術家，所以她的過世對我來說是一個非常難以接受的悲傷事實。

但是在這之後，由於其子忠夫老師的功勞，千代子老師長年實踐的靈氣，終於可以忠實地被繼續傳承下去。到目前爲止，直傳靈氣已經擄獲無數人們的心，我相信今後將會繼續抓住更多人們的心。

過去數年來，隨著我學習直傳靈氣之後，我的靈氣實踐開始產生了變化。我變得可以更深入理解個案的身體，因而也讓我的靈氣施術品質更上一層樓。還有主軸焦點放在「今天一天」之中的靈氣「五戒」，亦對我的人生帶來很大的影響。我的想法變得比以前簡單許多，也變得可以對一切的人事物懷有一顆體貼的心。我開始會珍惜每天看起來非常不起眼的每一刻，並能夠感謝環繞在自己周遭的所有環境及人事物。

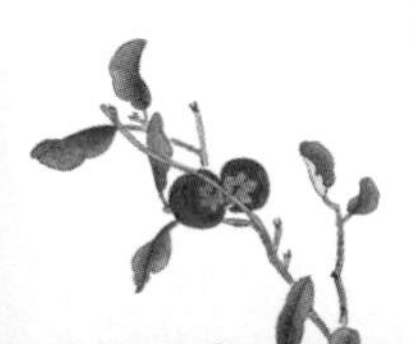

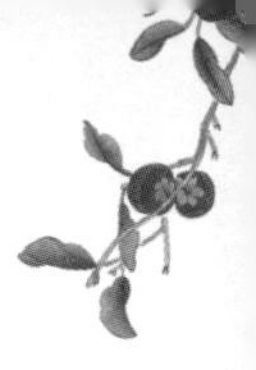

如果在這世界上能夠擴大由此療法所帶來的喜悅效應時，相信未來的孩子們必定可以再度與大自然和平共生，也必然能夠提升自然及人性。

從德國帶著愛與感謝，Frank Arjava Petter

2・「靈氣是日本的重要資產」——大師範 Nishina Masaki（芳療師、美療師、理學博士、《My Home・Reiki》作者）

我最初是學習西洋靈氣，內容上與「現代靈氣」一樣，因此也有學過病腺、迴響等的知識。可是縱然已經使用得非常習慣了，但卻在自己的心中有一種說不出來的「總覺得哪裡不一樣」的感覺。雖然我也在學習現代靈氣三年後，取得該系統的教師資格，但是那種「總覺得哪裡不一樣」的感覺一直持續在我心中揮之不去。

「爲何使用靈氣之前需要儀式？」

「爲何需要標準手位（十二手位）？」

「爲何給予一個患部的靈氣時間必須固定？」

「所教授的內容眞的是正確的嗎？」

「符號或咒語有點像是日式的感覺，但又有些不像，總讓人覺得很怪異。」

「爲何要唸像是『SEIHEKI』（日文意：惡習）這種充滿負面意思的語言？」

「第四個符號不就是宗教嗎？眞的是臼井大師所創之物嗎？」

「有很多讓我覺得很奇怪的地方。」

由於以上種種的疑點、疑問、不安，就像是陰伴隨著陽一樣，常常纏繞著我。即使如此，因爲我已經慢慢實際感受到靈氣的效果，所以我依然持續使用著靈氣。

但是在學習過「直傳靈氣」之後，理所當然就十分瞭解「直傳靈氣」與西洋靈氣完全不同，而且終於證實了我之前的感覺完全正確。

「直傳靈氣」提供了客觀的資料、史實、照片等等，因此可以正確檢證內容的正確性，但是超越在這些實際理論之上，我以身爲日本人的心與身體，可以直接感覺到「直傳靈氣」才是正確的眞品。

有關於在西洋靈氣中所使用的令人感到怪異的符號、咒語，在我進入「直傳靈氣　師範格課程」學習了所有的符文及咒文（直傳靈氣中因爲獨特的使用方式，以及要與其他靈氣系統區分，

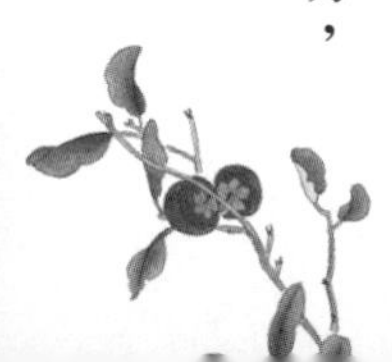

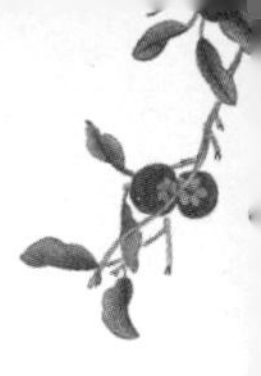

因此不稱符號或咒語）之後，終於能夠做出清晰的整理統合。藉由直傳靈氣的學習，讓我在使用技法時更加得心應手，也讓身為日本人的我，更能夠深切地感受到言靈的音波振動及力量。

我漸漸地可以理解到直傳靈氣中的符文或咒文的意思、背景、使用方式，以及言靈的音質、蘊含的意義，處處都遍布以日本的神道、佛教做為背景的文化、生活習慣，並濃烈反應出日本人的種種世界觀。

我確信原始的臼井靈氣本來就不是西洋靈氣，像「直傳靈氣」這樣的傳統靈氣才是眞正的靈氣，雖然這對我的內心造成一種衝擊，但是對我來說卻也是一種令我內外覺得非常舒適的衝擊。不知是否因為之前的「總覺得哪裡不一樣」的感覺或不安感消失了，所以我覺得我的靈氣效果大為提升，還變得更能夠感受病腺的細微感覺。之前我的施術方法是將靈氣與芳香療法併用，但後來我開始覺得我似乎好像「只需要靈氣就足夠了」。

前來我工作室接受療癒的人們，當初有很多都只是為了一般療癒目的而已，但是在我學習了直傳靈氣之後，腫瘤等的自我免疫疾病、膠原病、甲狀腺腫、橋本病、肝炎、慢性疲勞、胃腸病、腰痛、肩膀酸痛、關節痛、手腳冰冷、便祕、PMS、卵巢腫瘤、子宮肌瘤、前列腺炎、乳癌、肺癌、腦癌、淋巴腫、甲狀腺癌、失眠、神經過敏、自律神經失調、憂鬱症、身心各種症狀、認知症等各式各樣類型的病患紛紛來到我面前。雖然這之中的案例有的還無法獲得令人滿意的結果，但是我認爲這是我個人能力不足的問題。

靈氣的能量只有一種，因此不論是使用西洋靈氣的人，或使用直傳靈氣的人，都可以發出靈氣，但是西洋靈氣的想法、看待人的方式、世界觀、技法，從結果來說都與靈氣創始者臼井大師所創出的「心身改善　臼井靈氣療法」雖然類似但並非原物。

即使細小的碎片，在有需要或有用到的時候，當然也可以選擇繼續使用下去。但是如果沒有學習直傳靈氣，就斷然無法了解靈氣的眞正原貌。

最近我開始可以使用較高的視野來掌握靈氣。

戰後，日本人失去作爲日本人的驕傲。日本文化被徹底地打入名爲「惡劣」或「野蠻」的困境。

從西洋逆向輸入回到日本國內的西洋靈氣，在某些意義上來說，可說是異常的發展形式。因爲靈氣本就起源於日本，而形成「心身改善　臼井靈氣療法」的誕生背景的正是被我們逐漸遺忘的優良的日本文化。如果不透過學習這原始被保留下來的靈氣系統的話，便不可能眞正地去談論靈氣。

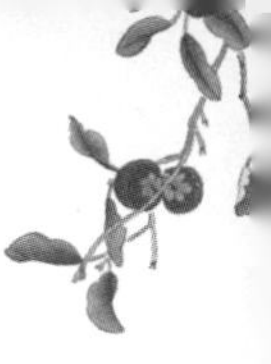

我因爲偶然有緣而曾經教授過西洋人直傳靈氣，並且每年會定期前往海外開課。在我意料之外的是，對我來說，因爲傳授直傳靈氣給外國人，結果使我從戰後被烙印下的自卑感、懺悔的詛咒中解放，而使自己能夠脫離負面意識。

我因爲「直傳靈氣」而爲自己帶來了意識的文化復興，而且也爲我帶來非常可貴的機會，重新再一次地深入了解日本文化的優越性、深遠性、高度面等等，若是我從來不知道「直傳靈氣」的話，那我有可能就一直無法瞭解原來眞實的日本。

當然，我並非要以此來全面否定西洋靈氣。我自己本身也擁有許多西洋靈氣的學生，並使用西洋靈氣的技法進行施術。

但是，這些都是因爲我可以深刻理解「直傳靈氣」這個眞正的靈氣眞品的樣貌之後才會衍生出來。傳統靈氣所擁有的正面肯定的人生觀、與自然共生調和的重要性、自力本願的態度、重視直覺的施術等等，都是超越技術面而可以對所有使用靈氣的人提供幫助。當然，這些也反映在直傳靈氣的技法本身。

有部分的人們認爲「直傳靈氣目的是在於治療」，但是實際上如果去仔細了解傳統靈氣的原貌時，就會知道並非僅限於此狹小目的。因爲我認爲傳統靈氣（直傳靈氣）也是個「學習提高精神性、提高自己的靈性」的開悟啓蒙之處。

有關靈氣的史實，並非像是部分西洋靈氣一樣，只能相信一種寓言故事，因爲在瞭解靈氣的文化背景上，知道正確的史實是非常重要的一件事。

「直傳靈氣」對於日本人及對全人類來說，是一種應該傳承至後世的貴重資產。最後，藉由此書的出版，再一次地對山口千代子、忠夫兩位老師及其家族們表達我深刻的謝意。

直傳靈氣及部分優質的西洋靈氣的普及活動，相較之下還是相當微弱，目前的現狀依然還是完全無法趕上人們的必要需求。今後我亦會每日砥礪自己的靈氣修行。

3・「期待讓更多的人能夠透過靈氣，而擁有一雙療癒之手」——大師範 Tanaka Rika（全體性療法師）

我目前是居住在英國倫敦的全體性療法師，亦是直傳靈氣的師範。

我最初接觸直傳靈氣是二〇〇四年。回想起來這次的接觸，亦可說是我人生中的大轉換期之一。

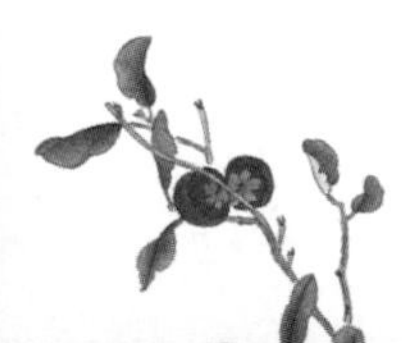

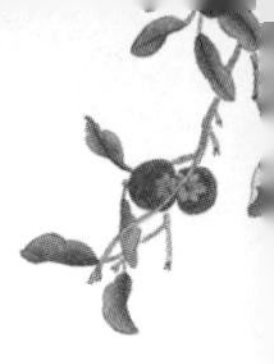

一九九九年的夏天，我因爲被英國所吸引，因此就決定前往英國學習芳香療法、區域反射療法等全體性療法。當時在留學生校區的公告板上，常常有很多機會可以看到「Reiki」這個名詞。我對這個之前在日本從來沒有聽說過的「靈氣療法」一直很在意，當時我對它的認知大概也僅止於知道這是「日本傳來的療法」而已。

當我作爲一個專業的療法師正式開始工作時，我的朋友介紹我認識了一位西洋靈氣教師，之後我就去參加這位西洋靈氣教師所開辦的一階課程，身爲住在海外的日本人療法師的我，對於這個來自日本的療法非常感興趣。

另外就是我當時會想說，像我從事的這種需要大量體力的按摩或芳療，自己到底能夠持續多久。因爲長期以來對於自己的職業抱有不安心情，所以基本上這種只要「手放著」就會有效果的靈氣療法，對我而言可說是一種救贖之物。

實際上我去上了兩天課，可以感受到流動在雙手的能量，這讓我覺得非常有趣，便儘快找了朋友來試著練習。

當時我只是想要把靈氣作爲提供給客戶的療法選項之一，但我覺得西洋靈氣中教導學生，每隔數分鐘就要移動手位，或是在施術後要進行「將客戶包在光中，以防護負面能量」的等儀式性的行爲等，都不太像是來自日本的療法。

原本就不太清楚靈氣的我，就想說是否能夠從有經驗的日本人治療家身上，學習日本的靈氣療法，於是我就上網搜尋到了直傳靈氣的網站，便立刻詢問相關事項。

隔天，我就收到山口忠夫老師本人署名的回信，在數個月之後，在倫敦正式開辦了直傳靈氣課程。我參加的這次課程，是山口老師初次遠征英國，且在數個城市中於倫敦開辦的課程。

非常遺憾的是他的母親山口千代子老師已經在二〇〇三年過世，因此無法親身見到她。但是因爲參加的是她兒子山口忠夫老師開辦的課程，因此在解說包含他自己及他母親的體驗談、對於靈氣的歷史及實際的治療法的說明，都讓我可以非常清楚地理解。

靈授後的團體練習時，進行的是將手放在其他人的身體上等的簡單動作而已，但是我卻有種之前從沒有過的感覺，像是有一條粗線條的氣，快速大量地流入他人的身體內一樣。

第二天課程之後，因爲已經學會了自己可以獨自進行的「發靈法」，因此在下課回家的電車上，就進行手感氣流的練習。此時就在附近的一位年輕女性就對著我說「你會靈氣嗎？」光從此處就可以得知，在英國對於靈氣的認知度非常高。

靈氣療法最了不起的利基，就是不需要任何道具，而且在各式各樣的狀況中，無論何時何地都可以當場使用，只要將手放在覺得有問題的身體部位即可。接受靈氣者只要穿著原本的衣服，

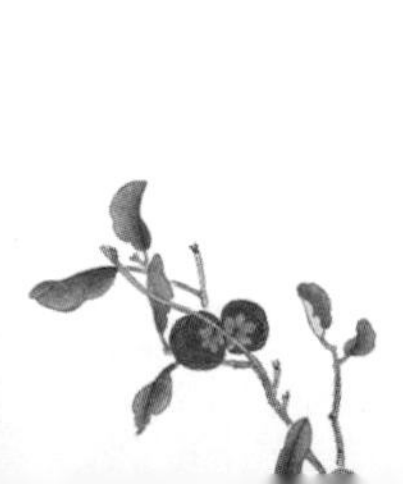

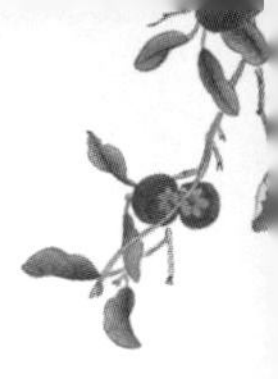

然後採取放鬆的姿勢，不論是躺著或坐著都可以進行。就是因爲如此簡單，所以非常容易實踐，是一種可以自然融入每天生活習慣中的終極療法。

而且即使在沒有對象可供施作靈氣時，也可以進行自我靈氣，便可以自己療癒自己。特別是即使身體並沒有不舒適時，也可作爲預防療法使用，多加流動靈氣而增強自身能量。事實上只要我的手一有空閒時，我就會將手放在自己的身體上，而讓靈氣不斷地流動在身體內。有時會出現特別疼痛或有感覺的部位，那時候我就會將手放置更久一些。所以在不知不覺當中就漸漸很少生病，即使有時感冒了，其症狀也不會拖太久，很快就會完全痊癒。我想這就是靈氣所帶來的「提高免疫力、增強自癒力」的恩典。

以下我就介紹一些我個人的治療體驗談。

之前我回到日本時，當我與妹妹外出逛街購物時所發生的事。

妹妹平常就會爲經痛所苦，即使服用藥物也不太有效，所以通常她的處理方式就是一直躺著，等到疼痛自己消失爲止。那天我妹妹想說我難得回到日本一趟，因此就服用了鎮痛劑而勉強與我一起外出逛街購物。但藥物還是沒有產生效果，而讓我妹妹連站著都很辛苦，所以我就讓她稍微坐在椅子上休息一下。

那時我就坐在妹妹的旁邊，然後將手放在她的腰部開始施作靈氣。於是在幾分鐘之後，妹妹說「感覺裡面有劇烈疼痛在竄動」，但我直覺認爲「接下來應該會改善」。

果然，不到十分鐘之內她的疼痛就完全消失，之後那天也沒有再發作，所以那天的逛街購物非常地舒適開心。妹妹滿臉寫著「這是至今完全沒有過的經驗，覺得很不可思議」的感覺。

靈氣似乎對於療癒疼痛非常有效，在學習直傳靈氣幾個月之後，我有個實踐案例，就是有位進行完顎關節手術的女性，因爲在手術之後，每天她都必須服用鎮痛劑才能生活，因此我就以她的患部爲中心施作了九十分鐘左右的靈氣，之後她便不再需要鎮痛劑了。

但是因爲當時我的靈氣經驗還很少，所以有時也會半信半疑，但隨著靈氣經驗的累積，便開使培養出對於靈氣的信賴感及自信心。

據說在二次大戰前有許多產婆都曾學習過靈氣，因此我也有過另一個實踐案例。有位懷孕後期的女性朋友，爲痔瘡問題所困擾，因此希望我幫她施作靈氣，而施作了幾天之後，她既驚訝又開心地跟我聯絡說「完全痊癒了」。

在靈氣療法中，有個稱爲「遠距靈氣」（遠距療法）的方法。當我離開我的家人，一個人住在英國時，我還是非常關心家人的健康。當重要的人身體不舒服時，雖然沒辦法陪伴在身邊，但卻可以使用此法爲他們做些什麼，因此我非常感謝靈氣。

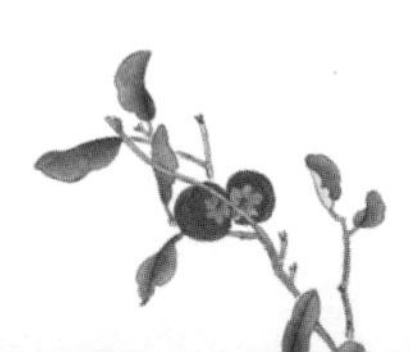

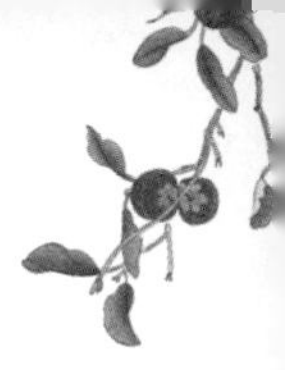

我父親曾經因爲腦中風與癌症而一度病危，當時我一接到從日本家中來的聯絡時，就感到非常坐立難安，因爲在我的腦海中突然想到，父方的祖父也是因爲腦中風而很年輕地四十歲就突然過世的往事。

那時的我因爲已經學會靈氣，而在靈氣治療的神髓中有個稱爲「病腺」的概念。亦即如果將手放在被施作者的身體時，手便會開始對累積毒素的部位產生反應，可以感受到各種程度不同的感覺，接著只要依循這些感覺而循序漸進地進行治療即可。

這樣的概念在施作遠距靈氣時亦同，於是我一方面感覺著身處遠方的父親的身體狀況，一方面也每天幫他進行遠距靈氣。之後雖然已經過了八年，父親的舊疾依然沒有復發，至今仍然非常元氣地過著日常生活。

再一次將時間拉回我回到日本之後，就在我快要結束假期返回英國前一天，我母親的臉卻受傷了。她因爲用兩手搬運重物，一不小心被東西絆倒而跌倒在地上。於是她的嘴唇受傷呈現紅黑色且腫脹嚴重，上脣上方還有長達直徑兩公分的大面積擦傷，而且也不斷滲出血來，就連口中似乎也有傷口，因此造成飲食困難。

所以我就立刻幫母親的口部施作了兩個小時左右的靈氣。到了隔天早上，雖然還是殘留著傷口，但是腫脹已經消退，疼痛也已經完全消失，而且也因爲可以吃東西而非常開心地享用著早餐。

之後，我在飛機上及回到英國後，還是持續每天爲母親進行遠距靈氣。大約一週後我母親便來電說「那樣嚴重的傷勢，我突然發現結痂已經脫落，幾乎不到一週就沒有留下任何痕跡而完全痊癒了。周遭的人也非常驚訝我的傷勢居然可以如此快速痊癒」。

雖然我母親已將近六十歲，但是依然不想有疤痕留在臉上。我聽到母親從電話中傳來的喜悅聲音，讓我自己也感覺非常幸福。

山口老師常常說「靈氣只要將手放著即可，之後就完全交給上天」。我們靈氣療法師透過自己的身體，將來自上天的能量（靈氣）協助流向對方，就像是個仲介的管道。所以必須捨去「讓我來治好你」的我欲，我們只以謙虛的態度協助更加活性化他人的自癒力而已。實踐靈氣可說是實踐不求回報的無條件的愛。

我以英國爲中心，在透過舉辦課程或交流會等的推廣普及「直傳靈氣」諸多活動中，我可以深切地感受到對直傳靈氣產生興趣的人數不斷地增加。目前英國的醫院或癌症中心等，可以接受靈氣治療也不是一件稀奇的事情，也就是說靈氣療法已然被認知爲是一種治療方法。

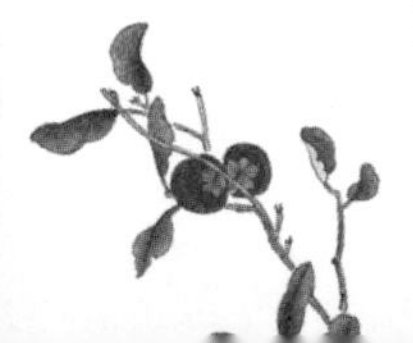

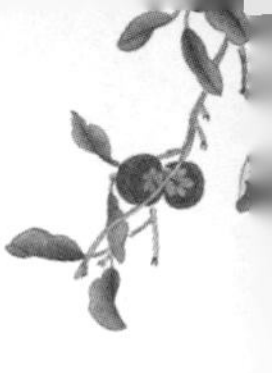

在靈氣療法中，其結構概念或精神，包含著許多日本優良的要素在內。但是有很多「日本特質」的要素，對於西洋人來說有很多都難以理解。

因爲生長環境的文化完全不同，因此這也是一種必然的結果。我希望身爲住在海外的日本人的我，能夠以直傳靈氣師範的立場，協助傳遞靈氣療法給許多西洋朋友們，讓他們可以從內心感受到日本特有的概念或精神，而使更多的人們能夠更加深入地了解靈氣療法。

如果可以有更多的人透過靈氣，擁有一雙療癒之手的話，則我們的世界將會變得更美好。我抱著此希望，今後也會持續致力於直傳靈氣的普及活動。

4・「追求消失的睿智——與直傳靈氣的相遇」——師範 Terashima Takashi（針灸師、按摩指壓師）

明治維新之後的日本，一夕之間顚覆了許多價值觀。不知道大家是否知道，當時存在著許多有能力驅使優越的療法而拯救了無數人們的「靈術家」。

明治維新以後，西洋文化快速輸入日本，因此許多傳承自日本古老以來的偉大睿智，就被貼上「落伍時代的產物」的標籤，而受到迫害。

因此，面對如此艱難的局面，即使需要改變形式或名稱，也要努力將這些睿智的本質，繼續傳承給後世的前人們所面臨的困難，實在是超乎我們想像之外。因爲當時傾向獨尊西洋文化，所以反而讓許多認同日本文化本質的前人們產生了危機意識，因此會想要致力保存及延續這些古老的睿智。

近代日本出現了許多靈術家，當然，臼井大師亦是許多繼承了睿智本質的其中一人，這從今日的靈氣療法的興盛狀況來看，是毋庸置疑的。

我從學生時代開始，就對日本近代史非常有興趣，當我調查特別是有關近代日本國家體制、與之前的日本文化繼承者之間的關係、因國家的彈劾或逼迫而必須變更內容等等的時代變遷的史實中，我發現了被稱之爲「靈術家」的療法師的存在事實。

在當時的日本政府主張「西洋醫學才是正統醫學」的想法之下，開始對原本是爲主流的漢方醫學或民間療法進行規範，而開始全力推展西洋醫學的普及化。在這樣的年代中，這些被稱爲「靈術家」的人們，使用的是跟西洋醫學完全不同的方法，而療癒了無數當時沒有經濟能力去接

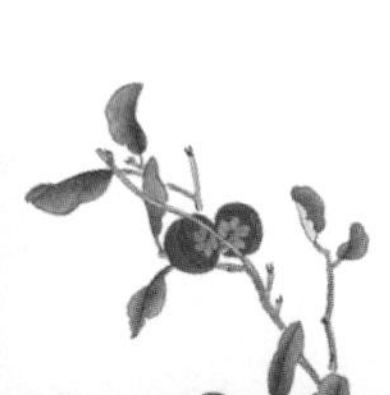

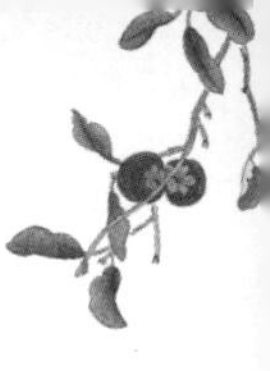

受西洋醫學恩惠的人們、或是一些西洋醫學無法治癒的人們，這些靈術家可以稱做是非正統醫學的先驅者。

我個人則是特別被田中守平所創立的靈術「太靈道」所吸引，因此我以「太靈道」爲研究的中心，開始進行收集各種相關靈術文獻、或拜訪了解詳情的人、或用自己的方法進行調查。但是之後我卻發現，幾乎所有靈術家的弟子們，均沒有繼承到優越的治療技術，而使其內容不復存在，或是只留下外在形式而失去眞正的本質，所以我的調查遇到了瓶頸。

於是我就下定決心「如果是這樣的話，那只有想辦法復原文獻了！」，接著我就開始尋找關鍵資料，因而進入佛教、武術及仙道的修行。想要讓一度曾經失落的睿智再度復活並非易事，於是我就想要透過這些修行，試著努力看看是否能夠實際體會到這些睿智的本質，但是接下來又是受阻於自己的「才能」，而再度遇到瓶頸。

於是有一天，我在雜誌上看到了有關「靈氣」的報導。

戰前與太靈道並稱靈術的「靈氣」據說被傳播到了海外，之後變身穿戴著「Reiki」的衣冠而回到故鄉日本。這雖然是眾所皆知之事，但是因爲當時並沒有更多的資料出現，因此也無法採取任何行動。於是我想說或許這是個機會，「可以獲得一些線索」，因此我就前去參加了Reiki（西洋靈氣）的課程。我當時所上的 Reiki（西洋靈氣）課程的授課講師雖然也是很好，但是我並沒有在那裡找到我想要的線索。

當時我還是不願意眞正放棄，心想「難道就這樣，什麼都沒有獲得就結束了嗎」，於是我就下定決心辭掉工作，進入針灸按摩指壓學校進行學習。因爲東洋醫學數千年來，拯救了無數多在疾病中痛苦的人們，若從它的優越的治療技術一直可以延續通用至今來看，應該是最接近我不停追求的「靈術家」的樣貌了。

之後我順利從學校畢業，而我因爲學業而一度中斷的靈術調查也再度啓動，於是在不知不覺之中便發現了直傳靈氣的網站。

我心裡雖然還是有些不安，想說「林忠次郎大師的直傳？這會是眞的嗎？」，但還是快速報名參加了當時在乃木坂的飯店會場舉辦的課程。在那裡我第一次遇見山口千代子老師與忠夫老師。

我還記得當時的第一印象是，千代子老師就像一般的老奶奶，而忠夫老師也與我想像中的靈術家印象不同，從好的意思上來說，就是他看起來有一種放鬆不太施力的感覺。

課程的內容非常充實也讓我很滿意。我非常地感激，因爲我終於可以學到以前我不斷地苦心追求的當代「靈術」。這是非常有意義的三天，在臨床經驗方面像是「在這樣的狀況下，要如何

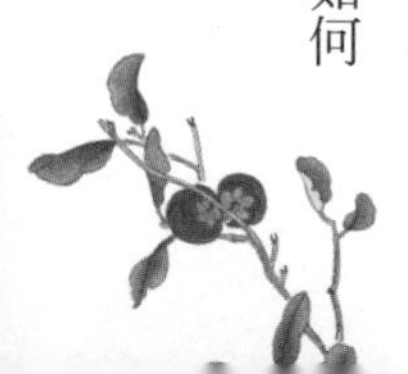

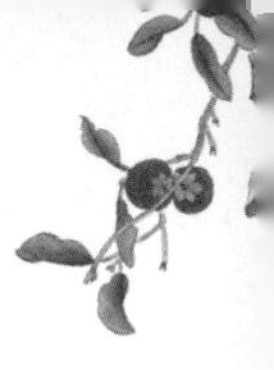

施作靈氣？」等的問題，也可以直接向千代子老師詢問，我記得當時的課程學習非常開心，就像是在自己的家中一樣。

而印象最深刻的就是第一次的靈授，當接受千代子老師的靈授時，我自己一個人沉浸於「終於成爲靈術家」的自我滿足當中，眞的是收穫良多的三天。

之後我試著對許多人進行靈氣療法，而且只要使用後，舉凡肩膀酸痛、腰痛、膝蓋痛等症狀都會獲得改善，即使與針灸一起組合進行亦會有效，因爲我不但可以感知到從我的指尖流出的靈氣，亦可感覺到靈氣進入針尖內。

將傳承於東洋醫學的診察法與病腺判別結合使用，讓我可以更正確地掌握住疾病的內涵，因此再一次地體會到直傳靈氣的卓越性，它是可以同時將靈氣、診察、治療一起使用的優秀療法。

在學習直傳靈氣之前，我一直都是以按摩爲中心而進行治療行爲，但是現實上被治療者有許多都還是存著「按摩只是安慰劑」的觀念。所以有很多人前來都是說「我很疲勞，請幫我進行按摩」。但是自從學會了直傳靈氣之後，有些用其他方法都無法消除的疼痛，或是即使暫時消除但過不久會再度復發的症狀，雖然我還是進行同樣手法的按摩，但是客戶卻產生非常大幅的改善。因此，我非常驚訝的是，越來越多的人前來是因爲想要接受我的「治療」型的按摩。我非常感激透過直傳靈氣，讓我可以實際體驗到治療是超越技術之上的一件事。

還有另一個令我印象深刻的事情，就是我使用遠距療法進行惡習治療的經驗。有位當事人患有「恐慌障礙」的精神性疾病，因此他只要搭電車時恐慌症狀就會發作，而且精神狀態相當不安定，也常常會出現強烈的心悸，或是因爲很不安而想逃出車外。當我幫他進行了半年左右的遠距惡習療法之後，他就開始可以正常乘坐電車了。

我因爲可以接受到山口千代子老師的靈授、親切的對談、在她的指導之下成爲師範格，並且擁有與千代子老師和忠夫老師一起進行的課程及靈授的所有回憶，所以我覺得自己是一個非常幸運的人。

千代子老師過世數年後，我也成爲直傳靈氣的師範。當然對我來說，成爲師範的人不一定就等於適合當師範的人。我希望自己能夠實踐從千代子老師那裡所學的種種教導，並逐漸成長爲一個眞正適合當師範的人。

此時的我正想著，我的因爲憧憬「靈術家」而不斷找尋失落的睿智之旅程，是否會有終點呢？

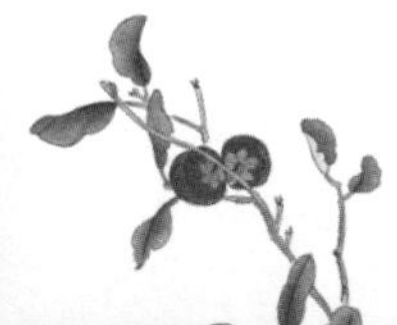

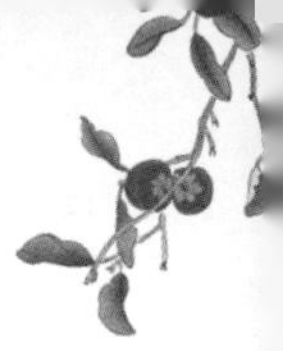

5・「靈氣——點燃新火焰」——師範 Silke Kleemann（德國）

我第一次聽到山口老師的名字是由於法蘭克・阿加伐・彼得（Frank Arjava Petter）的介紹。因爲聽了我的老師亦是在西洋靈氣中堪稱第一號人物的法蘭克・阿加伐・彼得（Frank Arjava Petter）說，他在京都與山口千代子老師及忠夫老師相遇、之後參加直傳靈氣的種種見聞、從實踐與經驗中體會到靈氣的明瞭及簡潔的特質等，因此我就想著有朝一日我一定也要學習那樣的靈氣。

我在法蘭克・阿加伐・彼得（Frank Arjava Petter）的指導之下，不知道是否是因爲我強烈想見到「與靈氣共生」的山口忠夫老師的念頭之故，所以在二〇〇四年我聽法蘭克・阿加伐・彼得（Frank Arjava Petter）說要邀請山口忠夫老師前來德國的杜賽道夫時，我便絲毫不猶豫就報名參加了。

終於等到課程舉行的當天，當我一抵達會場時，整個會場坐滿了跟我一樣心中充滿期待的許多學員們。從歐洲各地前來的將近二十位的參加者，全都是累積了許多靈氣的施術經驗，並且都是已經在進行靈氣教學的專家們。在課程中山口老師以日文授課，經由英文翻譯之後再翻成德文，雖然同時有三國語言交錯，彷彿就像是一場言語大冒險，但是卻絲毫沒有異樣的感覺，而覺得上課時間很快就過去了。

在上課期間，被靈氣養育長大的山口老師說「靈氣是最自然的東西」，而我對這句話感到非常新鮮，也被這句話打動心房。據說在山口老師家中沒有任何的急救箱或藥物，受傷時甚至連一片 OK 繃都不曾使用過，任何的大小病症創傷都是使用靈氣。所以對於山口老師來說，靈氣是再自然不過的東西，反而是山口老師看到我們對此感到驚訝的表情，反而覺得非常訝異。還有，山口老師對我們西洋人所提出的問題中呈現的「非常複雜的想法」，也覺得非常匪夷所思。

靈授時我們坐在排成三列的椅子上，合掌等待接受靈授。靈授時包含有山口老師在內，還有當時還是師範格的法蘭克・阿加伐・彼得（Frank Arjava Petter），以及從日本隨行山口老師前來的兩位助手，共有四人依序幫我們進行靈授。在全部課程中總共進行了四個人的五次靈授，因此總計接受了二十次的靈授，因爲這樣大量的靈授，讓我開始感覺到，我的體內似乎有種火焰燃燒的感覺。這與我之前接受過的西洋式的點化，感覺完全不一樣，我感受到的是非常落實在大地且乾燥強烈的熱度。而我的心就像是被點燃了既美麗又強而有力的火焰一樣，這火焰隨著時間的經過，卻越來越強烈。而且隨著每次的靈氣練習，我的雙手對靈氣的感覺越來越清澈敏銳。

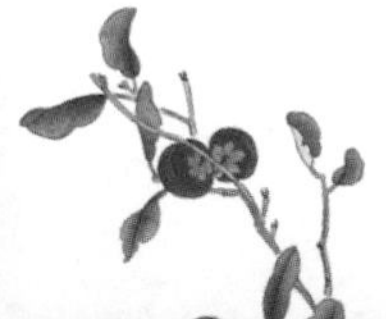

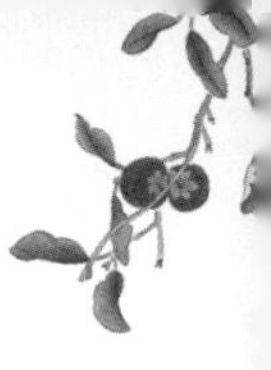

課程中最能夠說服我的就是，靈氣是爲了實際的治療而使用。山口老師的母親故山口千代子老師也對許多身染疾病的人們施作靈氣，進而提出了完美的成果。上課期間每天都會進行靈氣施術的練習，而且山口老師也非常獎勵我們每日練習的成果。

我在二〇〇四年第一次參加直傳靈氣課程，對我來說是提供給我對他人施作靈氣的良好動機，而我也可以實際感受到，我的靈氣實踐開始產生變化。對於身體方面的靈氣施術開始變得有自信，這對我來說是非常有意義的事情。

之前跟我一起施作靈氣的夥伴們，也開始察覺到我的變化。他們覺得我的能量變得比以前更爲簡潔且落實。對於有身體問題的人，我也會開始使用直傳靈氣及遠距療法。

隔年二〇〇五年山口老師再度前來德國開課，令我非常雀躍。

我再一次地複訓了所有課程，接著就是被允許參加等待了一年的師範格課程，終於讓我想要學習靈授的願望成眞了。在參加師範格課程的第一天早上，我從住處科隆搭乘前往杜賽道夫的電車中，心中像是再度充滿了燃燒的火焰一樣，上課時我突然發覺到「我與去年不同，雖然在我心中的火焰強度並沒有改變，但是今年的火焰燃燒得更爲細膩」。我發覺我學習到很多，也對自己的我執有了深刻反省。我可以切身感受到日本人的想法，也能夠與靈氣文化背景中的神道等的說明產生共鳴，而可以更貼近靈氣，因此在第二次的複訓時，我覺得更加充實。我想這是因爲我想要更進一步前進到下一階段，因此非常扎實地整整練習了一年的成果。

我的內心非常感謝我可以走在與靈氣共生的道路上。特別是讓我有參與《直傳靈氣》海外版（*注……這位是「直傳靈氣」海外版的編輯者及德語版的翻譯者）的出版相關事宜的機會，是我夢寐以求的事情。

我也非常期待今後，能夠有機會繼續參與有關靈氣的許多事務！非常謝謝大家。

6．「靈氣與我」
——大師範 Okazaki Mari（現居加拿大溫哥華）

我與靈氣相遇是在二〇〇五年的秋天，當時的我爲了治療我一歲半女兒的異位性皮膚炎，正處於自然療法的試行錯誤中。那時我並沒有想到，靈氣會如此地改變我的人生！

我的父親在我四歲時，因爲醫療過失而在他年輕時就過世了，所以我從小就對「看不見的世界」非常有興趣，常常會想著「人死了會如何」、「到底有沒有死後的世界」等等的疑問。

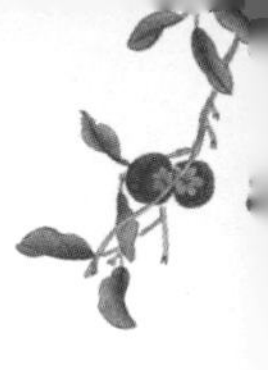

我自己擁有營養師的證照，而我母親是料理研究家。因爲從小就在這樣的環境被養育長大，因此在我的成長學習過程中，我會認爲只要日常食用優質食物，常常開懷大笑的話，則就不需要依賴西洋醫學。

在我的記憶中，我與母親的生活充滿了美味的食物與開心的興趣，並且充分享受到溫暖的母愛。

但是一九九七年時，我母親突然過世，因此這樣的悲劇在我心中留下很深的創傷。我長期被PTSD（Post Traumatic Stress Disorder 創傷後心理壓力緊張症候群）所苦，之後我的性格就開始轉變得跟以前完全不同，環繞在我身邊的所有人事物都是我懼怕的對象，我常常被惡夢所擾，有時會沒有理由就情緒激動，變得極度地擔憂不安。

但是另一方面，我又爲了要掩飾這樣的心情，於是便開始投入一些興趣，並且一直持續裝作不在乎，有很長一段時間，我過著表裡完全矛盾的生活。

當時 PTSD 還不太爲世間所知，因此也無法接受心理諮商。我那時就想說，或許只要我持續地過著一般的生活，隨著時間的經過應該會越來越淡化。但是即使日後我離開日本並且結婚生子後，這種症狀並沒有淡化的跡象。

這種症狀開始不可思議地消失不見，是在八年後的二〇〇五年我開始學習靈氣的時候。

當時我正在尋找能夠解決我女兒的異位性皮膚炎的自然療法，所以我嘗試了許多如食物療法、漢方療法、全體療法等各式各樣的方法，某天有位加拿大朋友就跟我說「你既是日本人，而靈氣又是起源於日本，所以你自己去學習，之後每天幫你的女兒進行治療不就好了嗎」，我心想他說的也有道理，因此就認眞考慮這件事。

女兒最嚴重的時候，臉上會產生乾裂紅腫，且患處會產生黃色的液體，因此被單上常常會留下沾滿血液的痕跡。但是家庭醫師、小兒科及皮膚科的專科醫師們，除了處方抗組織胺劑與類固醇成分的藥膏之外，並沒有其他的方法可以使用。

但是我對於這樣的處理方法無法認同，所以我開始想說「是否有不需要藥物，便可以治癒的方法」，因此在不斷尋求自然療法的一年之後，我終於找到了靈氣。我雖然聽過「靈氣」這個名詞，但是我也會懷疑這是不是一種變形的新興宗教，經過我自己詳細的調查之後，似乎與宗教完全無關，於是我就立刻開始尋找靈氣老師。

最初開始學習 Reiki 一階（西洋靈氣一階）時，我完全毫無概念，而且對於能量療法也並不清楚，或許是因爲第一次接觸所以自己無法完全理解的緣故，因此課程結束之後，我還是覺得很不清楚，似乎不是很瞭解。

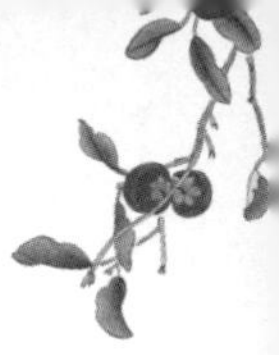

即使如此，我還是持續不斷地尋找，於是我開始想找出靈氣的原點，而經由我最初的靈氣老師的介紹，我在半年後的二〇〇六年，參加了「直傳靈氣」課程。當時我懷著第三個小孩，記得第一次前往參加直傳靈氣三天的正式課程時，對於山口老師的授課內容，眞的覺得非常感動，而且當我接受靈授時的那種不可思議的感覺，還有不由自主就掉下眼淚的感覺，至今都讓我無法忘記。

課程結束之後，我對於靈氣有了更加深入的理解，我比之前對自己更有信心。從此我每天晚上在女兒睡覺之後，都會幫她施作二十～三十分鐘的靈氣，這已經成爲我每日的功課。有時當女兒坐著觀看錄影帶時，我也會一起坐在旁邊爲她進行凝視法或呼氣法，我盡一切的可能專注地爲她施作直傳靈氣。於是在三個月後，我看到她額頭的皮膚漸漸恢復成普通皮膚的顏色（不帶有紅色），我還心想說，這會不會是自己的幻想。但是當我繼續爲女兒施行直傳靈氣五個月後，她所有的皮膚完全再生，此時異位性皮膚炎也完全治癒。

就在這同時，我發覺我的 PTSD 症狀亦完全消失無蹤，我覺得直傳靈氣眞是一個簡單又有效的不可思議的療法。

之前我一心只想要治癒我女兒的異位性皮膚炎而已，因此我從來沒有想過要對他人施作靈氣，或是開辦課程。但是當我看到女兒的治療結果時，我就很認眞地也會爲他人施作靈氣，而每次也都獲得了很不錯的效果。

「對於剛開始完全不懂能量療法、療癒世界的超級素人的我來說，如果連我都可以達到這樣的效果，我想應該任何人都可以做得到吧！於是我想將此療法盡我所能地傳達給更多人知道！」因爲我開始有這種強烈的願望，所以我就開始累積練習時間，目標是取得師範格資格，隔年我終於具備資格可以參加師範格課程。

我是住在加拿大西海岸側的 BC 洲，特別是我住的城市中，日本人少到屈指可數。所以要教授直傳靈氣的話，沒有使用英文教學基本上沒有任何意義，於是我前往參加直傳靈氣的英文授課，因爲我想學習使用英文來進行教授直傳靈氣的方式，此時也正好有英國的師範 Amanda Jaynem 開辦英語授課。

當我前往參加她所開辦的直傳靈氣英語授課時，讓我非常感動的是雖然語言完全不同，但是課程的內容卻完全一樣。這帶給我很大的勇氣，因爲即使是用不同的語言，同樣也可以如實傳達一樣的傳承。

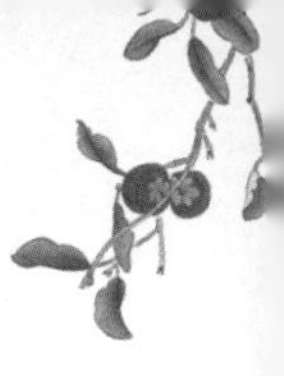

之後我又以更晉級的師範課程爲目標，一方面在家庭中育兒，而另一方面也不斷地爲他人施作靈氣。我自己目前也以英文授課爲中心，開始開辦直傳靈氣課程。每一次的開課，都讓我心中非常開心也充滿感謝，因爲我覺得我自己是如此地被眷顧，而可以執行這樣了不起的天職。

之前山口老師在加拿大溫哥華所開辦的直傳靈氣，都是以日本人爲對象而已，但是住在加拿大的日本人的人數非常有限，因此就建議是否能夠加入英文翻譯，讓當地的加拿大人也能夠參加。於是之後就在二〇〇八年，在加拿大舉辦了第一次的英語授課，我當時在場擔任英文翻譯，亦同時參加了師範課程，而終於拿到正式的師範資格證書。

對我來說，除了完成首次的口譯工作時的成就感，並同時獲得正式的師範資格的證書，一次同時實現兩個目標所獲得的喜悅，是無法用任何言語來形容的開心。

一九九九年，我二十多歲時是以教導孩童體操的指導者身分，一個人隻身前往加拿大，因此英文能力並沒有很好，所以我並沒有設下任何遠大目標，而且對於今後的發展也無法想像。

在孤獨與不安當中，我只是強烈地期盼，如果我可以扮演連結日本與加拿大之間的橋樑的話，那該有多麼光榮啊。於是我每天就自問自答，我到底可以做些什麼。

讓我覺得非常感動的是，從山口老師口中講述的直傳靈氣教導，由我來翻譯成英文而讓更多的人可以接觸直傳靈氣這件事，我覺得這不就是我當時想要做的「連結的橋樑」的本質了嗎？

當我學會靈氣之後，我的人生像是一頁頁開始不停翻動的書一樣。因爲靈氣的恩惠，我女兒的異位性皮膚炎完全痊癒，我克服了自己的 PTSD，不需要任何藥物即可養育健康子女，每天還可以對二、三位個案施作靈氣，可以定期開辦直傳靈氣課程，還可以透過直傳靈氣讓我從事口譯的工作等，而透過這些工作所累積的金錢，更讓我可以常常回到故鄉日本。

另外，透過施作靈氣讓我也能夠協助安寧病房的患者們，幫他們獲得身心的放鬆與舒適。透過在安寧病房的工作，我參加了志工團體，主要是協助支持因爲失去家人而感到悲傷的遺族們，幫助他們度過人生的悲傷時刻。

藉由這些經驗，我自己也跟著逐漸改變認知，將我自小對死亡的負面印象轉爲正面對待。因此我才能夠正面瞭解到，人迎接死亡就跟迎接嬰兒出生一樣，都是一件美好的事情。

之後透過靈氣，我大量增加了許多讓人們對我說「謝謝」的機會，但是眞正想說聲「謝謝」的是我。

我從來不曾想過，靈氣會如此深入地與我的人生產生關聯。作爲上天所賦予我的天職，我無時無刻都會記得以謙虛的態度，並深深懷著感謝之意，在今後的每一天，也會致力於靈氣施術並不斷地精進。

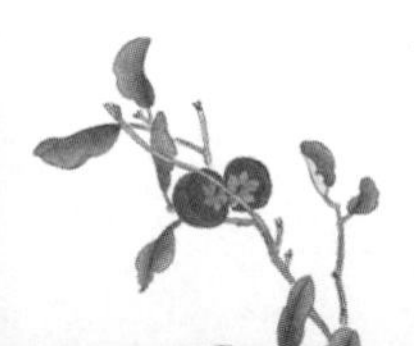

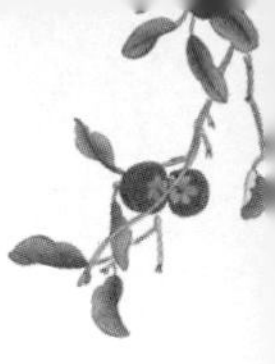

7・「廣傳至美國西岸的直傳靈氣」——師範 Watanabe Kinya（現居美國加州）

有位美國的直傳靈氣修畢者，他本身不但會使用本體能量療法（Matrix Energetics）及肌肉動力學（Kinesiology），並且在精神世界造詣也非常深，而他跟我說過「我認為直傳靈氣是各種療法的原點」。

我在美國常常有機會接觸到，在二次大戰前經由夏威夷所傳播開來的西洋靈氣的學習者們。另外也覺得世間似乎最近對於自然療法、全體性療法領域等的關注越來越多。

我自二〇〇六年移住到加州，當時直傳靈氣的名氣還完全不為人所知。

我以舊金山為中心的海岸地區，開始正式開辦直傳靈氣課程，是在二〇〇八年時，我前往加拿大溫哥華取得山口忠夫老師所認證的編號第一百號的師範資格之後才開始進行正式授課。自此之後就一直穩定地擴展中。

二〇一二年三月，終於如願以償地在舊金山開辦了由山口老師親自授課的課程，同時也誕生了三位師範格。目前的推廣活動是以日本人為主，不久之後也預定開辦英語授課。

前來參加的學員的職業，除了有針灸師、看護師、按摩師、教育者、上班族之外，也有主婦、學生等，每個人都深入地進行良好的互動，並且互相提升對接觸到的靈氣眞髓的意識。

在這之中也有些研究者，目前正在與日本的大學進行教育合作，確認直傳靈氣在醫療現場的有效性。另外也有些看護師在與患者的接觸當中，再次確認了靈氣的優越效果。

爲我帶來與靈氣相遇契機的人，是我在福岡的治療院的醫師。我因爲腰痛且罹患椎間盤疝氣及坐骨神經痛，而在當時只有開刀的選項之下，我的朋友介紹給我這位醫師，這位醫師在幫我施作了靈氣三次之後，竟然完全治癒。這位醫師本身研究許多健康法，並且將其應用於治療患者上，當時他已經學過直傳靈氣了。

在驚訝與感動之餘，我就立即將這個消息告訴我的兒子及媳婦，他們當時正苦惱於孩子的異位性皮膚炎，於是他們就立即從美國回來拜訪這位福岡的醫師。

那時醫師就給了我們一本書並說「你讀看看，這是非常卓越的一種療法」，當時遞到我們手上的就是《直傳靈氣》這本書。我們讓全家一起閱讀這本書，而大家也非常感動竟然還有這麼一個優越的療法傳承存在日本國內。

後來非常幸運地，我跟我太太參加了山口老師在福岡開辦的直傳靈氣課程，之後我兒子也參加了在東京開辦的課程，而我們一心就是想要治好我孫子的異位性皮膚炎。

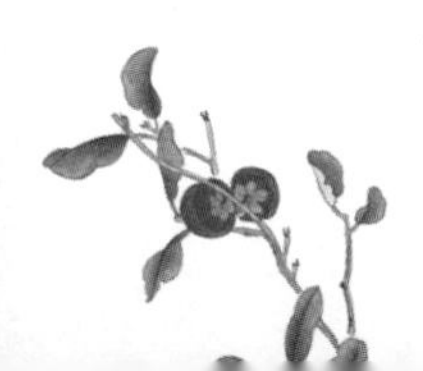

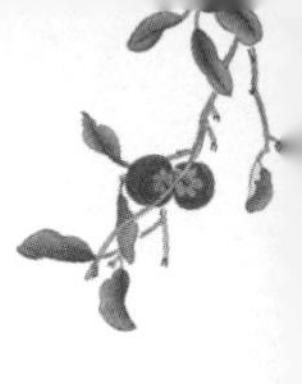

我隨著靈氣施術經驗的累積，越來越能夠清晰感受到流過雙手的能量及病腺，最後終於可以實際感受到，自己的身體變成是一種「管道」的感覺。

移居到美國以後，我孫子的異位性皮膚炎還是時好時壞，我的媳婦之後亦前往學習直傳靈氣，因此我們全家一起實踐直傳靈氣。因爲幫我孫子施作靈氣的緣故，他的異位性皮膚炎已經改善很多，但是在冬天過渡到春天之際，通常都會再度發作。

我媳婦就遵照山口老師所說過「在靈氣中，飲食生活也非常重要」，因此便去正式學習了保健飲食法及生機飲食法，致力於改善家族內的飲食生活，因此確實奏效而看到逐漸改善。

另外，我也曾經對因爲脖子疼痛而無法自己起床的男性，進行了兩次的施作靈氣之後，他便獲得改善並能夠重回職場工作。還有曾經有位腰痛到無法活動的男性，在我幫他施作靈氣後，他的疼痛完全消失，本人還非常高興地表示「我都忘了，之前的疼痛到底是什麼感覺了」。透過這些實際經驗，讓我再次確認了「直傳靈氣本身就是治療」。

在處理罹患癌症、膠原病、肝臟移植、手術等的人們當中，我所學到的就是，靈氣確實如臼井大師所題寫的「心身改善」的字句一樣，對於心的療癒也非常有效果。我自己也可以強烈地感覺到，進行靈氣可以使心情變得正向積極與開朗，也會帶來提升人生的正面精神的效果。本來施作靈氣的目標，是爲了幫助患者恢復身心健康，所以最重要的是要使用靈氣喚醒自身的自癒能力。但是我在每日的靈氣施術當中，看到原本心情低落的患者逐漸展現笑容時，我就會打從心裡覺得，我能夠學習到靈氣眞是太開心了。

在我退休前的三十八年中，我一直都是從事教職，所以會接觸到在各式各樣的環境中成長的小孩，也可以切身感受到家庭環境的重要。所以我知道小孩唯有接受到雙親的愛，才會眞正獲得成長。因此我會特別推薦年輕朋友們學習直傳靈氣，如果父母親都會使用靈氣的話，則就可以多多進行親子間的交流，而親子關係就會越來越緊密，也會養育出身心健全的小孩，

透過靈氣並以「待人親切」爲座右銘，希望可以讓我們的世界，成爲一個互相體諒並充滿愛與和平的世界。

8・「朝向希望的未來」
——師範 Nagaoka Toshimi（整體師）

因爲我家是經營生意的家庭，所以我的父母親非常忙碌，我從小就是託給祖父母養育長大的孩子。我從孩童時期開始，常常就會被祖父母要求幫他們搥背或揉腰。所以我曾經想過，在我長

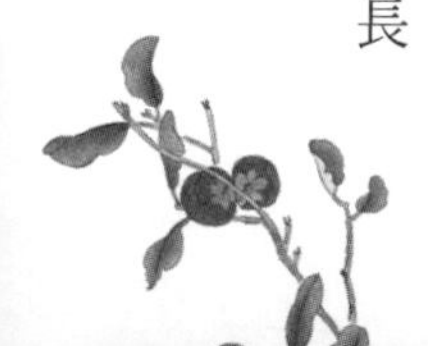

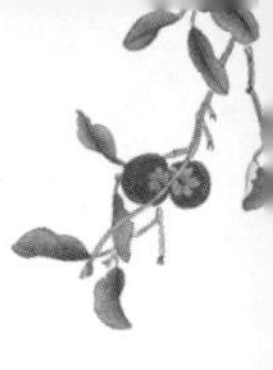

大成人以後，要像南丁格爾一樣當個護士，但是隨著我漸漸長大後，也就忘記這個夢想，而也開始幫忙父母經營家業。

在一九九〇年時，我的身體健康出現危機，所以我將生意交給我弟弟，而專心進行養生的生活。因爲我的朋友非常擔心我，所以介紹給我一個不會耗費體力的工作，就是在「柔道整腹師接骨院」的一般事務工作。該院的醫師是一個擁有非常高評價的醫師，整體技術當然不用說，就連針灸、按摩等的證照都一應俱全。

雖說是一般事務工作，但是有時候當患者進來時，就需要幫忙進行濕敷或治療。因爲我本來就對人體非常有興趣，所以也就自然而然地跟著學習了許多。當父母親的肩膀酸痛或腰部疼痛時，我也會試著對他們進行院內所學到的一些技法，結果也非常有效。因此我就很開心地覺得，工作眞是一件快樂的事情。

另外，當我看到前來接受治療的患者因爲身體獲得改善，而臉上露出明亮的笑容，並帶著滿足的心情回家時，我就會更想從事這份工作。但是由於年齡及家庭的因素，我在念了四年的仙台的大學之後，因爲無法接受國家考試而放棄。我在這家接骨院工作了將近十年左右，後來就因爲我的家庭因素而辭職了。

在辭職的前幾年，當時「雙手療法」、「雙手能量」是非常熱門的話題，而我也開始感到興趣。當時山形也有舉辦「雙手療法」的演講會，於是我就前往參加。而那次是我第一次使用雙手，眞實體會到具有溫暖熱度的氣的球體。

我當時想如果我也會使用，只要擁有氣便能治癒疾病或受傷、難治之症的「雙手療法」的話，那該有多好。於是我開始從電話簿裡面尋找，看看是否可以在山形學到「雙手療法」。當時我看到了一個很類似的廣告，因此我就前往該處試試看。

結果我還是無法理解。但是與我接觸的那個人，就給我看了一本書「靈氣與仁術　富田流雙手療法」，在這書內刊載著「直傳靈氣研究會」的招生內容。

我看了其內容之後，覺得直傳靈氣很重視日本自古以來的傳統，內容很誠實且費用也很明確，所以我覺得應該沒有問題。於是我就立刻前往確認是否有在仙台開課，而終於報名參加了二〇〇四年九月開辦的直傳靈氣課程。

我從上課開始的前一夜，就一直無法入眠。我開始想說「我幾年前體驗到的『氣』，會不會這次課程完畢後從仙台回來時，我就不再是現在的我了……」，讓我充滿了不可思議的心情。

終於到了期待中的課程當天。我一抵達會場打開門後就有接待人員在內，而有位坐在裡面的男性便詢問我說「你是來上課的學員嗎」，我回答「是」並且告訴他我的名字之後便進入會場。

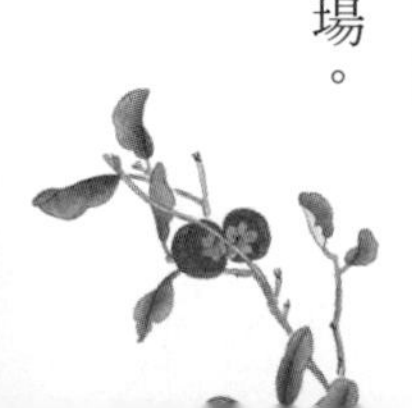

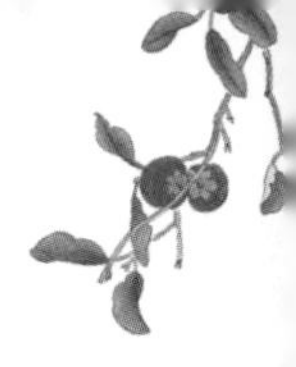

我之前以爲會有比較多年輕人來上課，但是看了那位男性之後，我覺得「那個人的年紀應該跟我差不多」，因此就覺得放心許多。但是我當時還不知道那位男性就是山口忠夫老師。

山口老師是一個非常質樸、溫和且讓人會有溫暖感覺的人。一直到現在爲止，不論何時遇到山口老師，他散發出來的溫暖從來不曾改變過。我內心很尊敬山口老師，也希望有朝一日，自己能夠跟山口老師一樣，可以散發出不會改變的溫暖與誠實。

另外，每日的「五戒」中所蘊含著的深刻意義，讓我眞的非常感動。這是一種能夠從內在淨化個人因爲自私而來的業之言靈。

從接骨院離職後，我因爲還是很想取得整體的證照，因此我選擇了通訊教育課程，就在我取得直傳靈氣證書的同一時間，我也取得了整體的證照。

有一天，我經常前往的美容院的設計師，他因爲身體不適，所以就只好跟我更改日期，而當時我也幫他進行了靈氣與整體的施術。

數日之後我接到那位設計師的電話，竟然是他要介紹客戶給我。從此之後就因爲口耳相傳，讓我開始利用自己閒暇的時間，使用預約制對外提供施作靈氣的服務。

我雖然也會活用曾經在接骨院上班時所學到的整體經驗，卻似乎有道難以跨越的高牆存在。但是當我使用直傳靈氣時，卻可以輕鬆便跨越。

最令我感動的是，我只要將手放到客戶身體不舒適的部位上，便可以感受到與該客戶一樣的疼痛或痛苦。我可以瞬間感知病腺的位置，所以只需要將我的手放在該部位，就可以感受到跟客戶一樣的疼痛程度。

我常常會不自覺地就從口中說出「這麼疼痛，應該很辛苦吧」、「這麼高的疼痛度，你的忍耐度眞的很高，能夠一直忍到今天」。

有許多病患不斷更換醫院，而且不管看了多少年的醫生，他們都是不但狀況一直沒有改善，有的甚至還更加惡化。當這樣的人們一來到我的面前時，我因爲不用詢問就可以將手放在他們的疼痛處，因此每一個客戶都覺得非常驚訝。

客戶們一定都會問我「爲何你不用詢問，就知道我的疼痛部位呢？」其中也有很多病患，他們的疼痛處只有自己知道，但是卻因爲我能夠立刻正確找出而感激落淚。

面對肉體疾病時，很容易讓精神（心）也生病而逐漸變懦弱，因此才會需要言靈「五戒」。

比較嚴重的患部，因爲病腺深淺或累積時間長短不同，所以當手放在疼痛部位時，手掌就會感受到非常強大的疼痛感，有時甚至會有種連手腕都快撕裂的痛感。

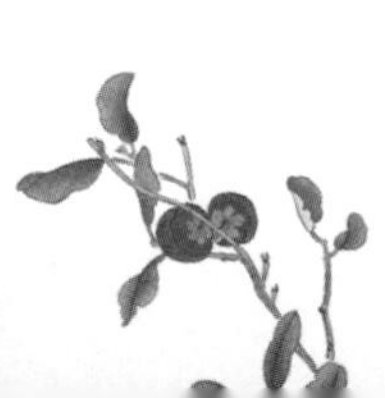

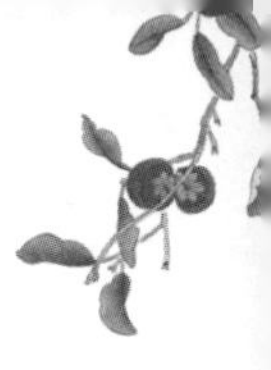

當手放在身體嚴重的患部時，即使手想要移開但卻沒辦法移開。那時我就會詢問該客戶「你覺得還好嗎？」。因爲每個人不同的狀況，有時當我用手碰觸患部時會感到非常地疼痛，而當事人也會感受到跟我一樣的疼痛。

在治療的過程中，有些人因爲上述的疼痛加劇出現，所以會誤解說「本來是想要改善才來的，怎麼好像反而惡化了？」，此時我就會一邊跟客戶說明，另外也繼續施作靈氣，於是漸漸地客戶就會回答我「這種程度的疼痛我還可以忍耐，所以沒有問題」。

如果再進行一段時間之後，手的疼痛度就會突然大幅減輕，然後慢慢地就會出現溫暖的溫度。此時再去觀察客戶時，就會發現之前還口中喊著疼痛的客戶，現在已經在不知不覺中睡著了。這時我就知道客戶的身體應該沒問題了，所以我稍微整理一下之後，就結束整個療程。

世上的疾病有無數種，而我的身體只有一個，當我使用雙手便可以療癒這些疾病。但是這絕非我個人的力量，我只是借助大宇宙的能量來進行而已。

此方法是由臼井大師開發出來而傳承下來的靈法，我透過「直傳靈氣」而學習到此種靈法，並讓我可以自由運用。而且只要將手放在客戶的身上，客戶的身體就會自動告訴我手要放在「這裡」、「那裡」，因此讓我學習到非常的多，也讓我覺得十分感謝。

「直傳靈氣」中也會提及飲食生活及心的使用等，所以毫無疑問地，對人類來說是個來自大宇宙最好的禮物。

二〇一一年三月十一日，日本發生三一一海嘯，讓日本及世界各國的所有人們都受到了巨大的衝擊。像在這樣的時刻中，如果可以多一個人會施行靈氣療法的話，不知道該會有多好。

日本的古事記中記載著，當初要使用伊邪那岐（izanagi）、伊邪那美（izanami）的生命創造國家時，最初是先創造了淤能碁呂島（Onogoro Island），接著是吹氣而給予了生命。書中將這過程寫著「吹入生命的氣息，吹入靈氣」，當我看到這段時，讓我覺得非常感動及充滿神聖的感覺。

直傳靈氣就如同古事記中所寫的一樣，我非常感謝我可以遇見直傳靈氣，如果這樣優質的靈氣療法能夠繼續傳承至下一個世代的話，則我相信未來一定會充滿希望。

守護日本的傳統且作爲現代必須要的療法、替代醫療的直傳靈氣，如果可以早一日受到肯定，我想一定可以朝著充滿希望的未來前進。

我身爲直傳靈氣之一員，希望能夠提出自己的貢獻並引導大家，今後我也會繼續不斷地努力下去。

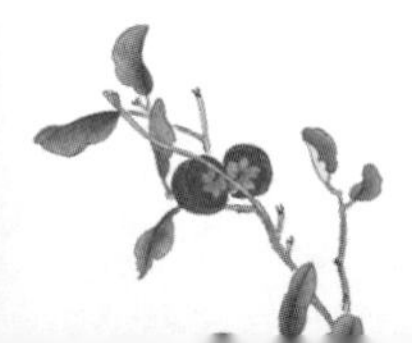

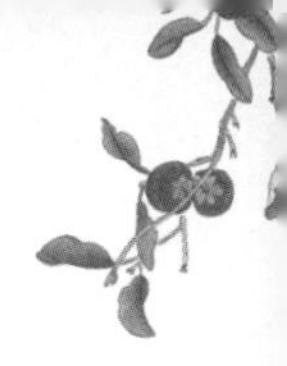

9．「作爲替代醫療、家庭療法、自我療法之靈氣」——師範格 Sakata Yukiko（診所心理療法師）

我目前是一位心理療法師，任職於兵庫縣的心療內科診所附設的工作室。我使用的方法是從患者身體的症狀，來探索壓抑在最深層的「心」，然後再引導當事人治癒的心理療法。

經由芳香療法或腸內療法等的身體療法，還有養生療法、生菜食物療法等的飲食療法，我可以實際感覺到，人身體失調的原因，有很大的部分是來自於「心」，因此就會與心理學、諮詢治療、催眠療法等的心理療法產生連結。我便發現，心與身體原來該有的樣貌，就像是臼井大師導入的「五戒」教導一樣，「如果人的心不肯改變，則就無法獲得健康」。

在我親身實踐的各種療法當中，我一直以來持續實踐的就是直傳靈氣。靈氣不用說當然可以單獨使用，但是它不論與哪個療法都可以併用，已經像是成爲我的一部分了。我目前都是以「心理療法」爲主，但是也會視需要而使用靈氣或其他療法。因爲即使是診斷名稱或症狀相同，但是也會因爲每個人當下的狀態不同，而各種療法的效果也會大不相同。不論是哪一個療法，靈氣在任何狀況下均可以一起併用，而且會因爲併用而產生加乘效果，使當事人更能夠有效放鬆。個案中也會有一些對於我在治療時所使用的靈氣施術產生興趣，因而前來參加直傳靈氣的人們。

如果說到爲何我會置身在這個領域的話，那一切就是始於我的異位性皮膚炎。

我從小就患有異位性皮膚炎，當時的治療方法只有使用類固醇的外用劑而已。對於一個中學生來說，我已經認知到光是塗藥是無法痊癒的，因此我就到書店去尋找相關的書籍，但是只有找到兩本書，而且也只是有關攝取健康食品類的書而已。

不光是我的雙親、醫院的醫師，都無法理解外用劑以外的治療方法，所以很長一段時間我過著只能選擇使用類固醇療法的日子。

即使大學畢業後成爲中學教員時，我的異位性皮膚炎依然頻繁地出現非常嚴重的症狀，而讓我覺得壓力很大。我在二十五歲時便不再使用類固醇，而開始接受整體、整脊、針灸等療法，另外做過皮膚照護法、入浴法、飲食療法等許多方法，但是卻一點也不見我的異位性皮膚炎有改善的徵兆。

過了三十歲之後，我就開始很強烈地想要「自己療癒自己的異位性皮膚炎」。因此我最初是從進入身體工作的學校開始。有關於靈氣方面，我最初學習的是西洋靈氣。但是由於我想要學習更本質的內容，因此就在找尋許多相關資訊當中，我接觸到了「直傳靈氣」。直傳靈氣非常簡單，卻架構條理清楚。而且知道了正確的靈氣歷史之後，更增添了我對靈氣的信賴度。

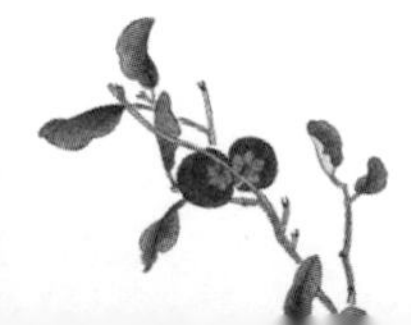

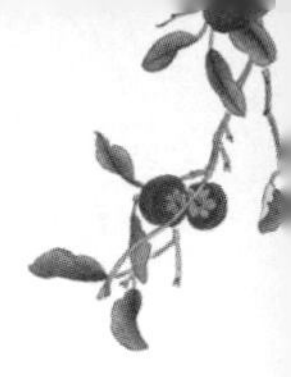

之後我一面繼續學校教員的工作，另一方面也學會了數種療法。我教員退休後便前往美國進入養生療法的學校學習，從新檢視調整到目前為止的生活及飲食習慣。回到日本之後，我就一直經營芳香療法等的身體照護與飲食相關的工作室。

後來因緣際會就在心療內科診所附設的替代醫療工作室中任職，使用的手法就是前述的「心理療法」與靈氣或芳香療法等等的療法。我所處的工作環境是一個融合了醫療與替代醫療的環境，也是一個每日可以實踐靈氣的場所。

就如同「直傳靈氣研究會的趣旨」中所寫，我希望能夠將靈氣當作一種替代醫療而推廣實踐。另外，我也在其他團體中，擔任替代醫療相關講座的企劃或講師，我可說是同時身處在研究、實踐、推廣的立場。因此在那些場合，我也會宣傳推廣靈氣，有很多人對於作為家庭療法及自我療法，而且可以快速上手的直傳靈氣都非常感興趣。

「雙手放著、碰觸」就是療癒的原點，不論對他人或自己都一樣。從作為自我療癒的方法來看，也是一種珍惜自己的觀念，如此一定會更加珍惜自己的家人。不需要任何道具與特別場所的靈氣，是作為家庭療法的一個好選項，也會成為家人之間溝通的好工具。

靈氣可以活用於許多地方，作為自我療癒、家庭療法、療癒工作室或療術院等的施術方法，也可以作為替代醫療。如果有更多的人學會靈氣的話，則大家便同時可以增加對於「健康」的自立度。我希望今後持續以實踐者及推廣宣傳者之立場繼續努力。

海外靈氣教師的聲音

如前面所述，直傳靈氣研究會中，在京都總部會開辦以外國人為對象的外國人課程。以下便介紹參加者的感想。

1・「被無形的手所召喚」
——大師範 Hirota Ikuko（負責海外職員）

「Ikuko，你知道靈氣嗎？」

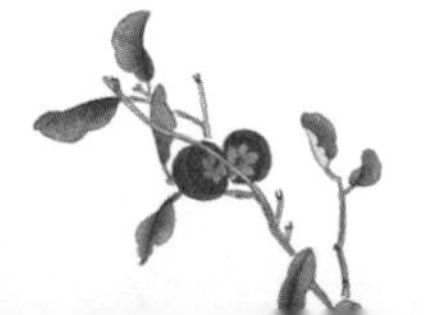

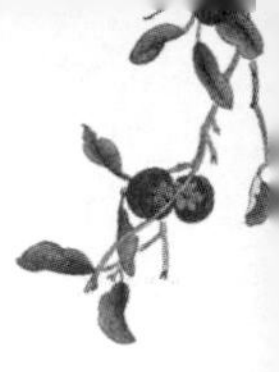

二〇〇二年在新綠之際，我在當時工作的大阪英語會話教室的影印室內時，突然從英國前來教授英文的同事 Amand 問了我一句話，就是我與靈氣最初的相遇。那時候我一聽到「靈氣」這個字眼就覺得有些異樣，所以當時我只是隨便敷衍了幾句話當做是回應而已。但是另一方面，我確實也被這不可思議的字句所產生的迴響所牽引著，至今依然還可以很鮮明地回想出當時的氣氛。自此經過了十年的歲月之後，我始料未及的是，那個當年我覺得「很奇怪」的靈氣，如今卻變成了我一生的工作。

相遇是一件不可思議的事情。我透過海外的人知道「靈氣」，日後卻在我無法想像的發展中，就像是被一雙無形的手所召喚一樣，讓我進入將直傳靈氣推廣給海外人們的工作當中。

與靈氣相遇之後，我對於剛學會的靈氣依然還是覺得半信半疑，但是因爲有許多重疊的機緣，所以我就獲得了參與協助直傳靈氣研究會內，以海外學生爲對象所開辦的海外課程的機會。

於是經過了兩年之後，在山口老師前往海外開辦課程時，我都會一起隨行前往協助。之後每年都會前往德國、英國、荷蘭、葡萄牙、瑞典、加拿大、南美哥倫比亞等世界各國。而我此時便開始與世界各國學習靈氣的人們產生交流。

十年前時，日本國內對靈氣的認知度，比我們現在所認知的還要低得多。但是一到了海外，我卻親眼看到了 Reiki（西洋靈氣）在當地的高人氣以及在全世界廣泛實踐的盛況。還有許多與靈氣相關的書籍出版，而且在網路上檢索 Reiki 的話，就會跑出千萬筆相關資訊。還有的是在醫院或臨終關懷所等的小角落，會設立全體性照護的專區，並有志工在那裡為患者施作靈氣等等。靈氣在西洋世界，遠比靈氣發祥地日本還要先進，可以實際感受到靈氣作為自然療法、能量療法被認同的價值。

另外，在街角的藥房也會放著寫著「靈氣工作坊」的廣告，也曾經在街上看過貼著「靈氣」漢字貼紙的車子，或是在手臂上等大方刺上「靈氣」作為圖騰的人們，當時這些都讓我感到非常驚訝。

但是在海外盛大流行了將近三十年的 Reiki（西洋靈氣），已經滲入了許多複雜的西洋式的想法。因此可以想像，它早已與原來的日本初始靈氣的形式及內容均完全不同了。

參加直傳靈氣課程的海外人們，對於跟著日本老師學習靈氣感到非常有興趣，而且幾乎所有人都對直傳靈氣的簡潔特質感到非常驚訝，但是卻也同時可以領會，正是因為簡潔才會很有力量。

在直傳靈氣課程中，靈氣所使用的專門用語，或是非常卓越的言靈「五戒的教導」，都是使用日文原文進行教授，看到海外的同學們雖然不習慣使用日語，但卻非常眞誠努力的學習態度，

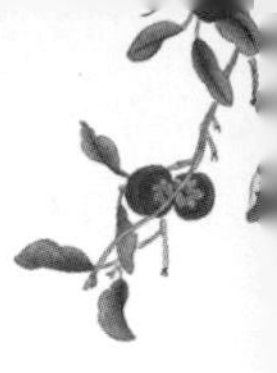

不得不讓我莞爾一笑。因為跟著京都出身的山口老師練習日文原文的「五戒」的海外同學們，在不知不覺中已經感染成輕微的京都腔日語，這也讓人覺得非常愉快。

對於海外的同學們來說，「日本」是一個與「西洋」擁有不同價值觀的文化，因此似乎讓他們覺得非常新鮮，所以大家都非常有興趣地聽著各式各樣的相關話題。最後都會自然湧現「有一天一定要去日本，然後要去爬靈氣誕生地——鞍馬山」的強烈憧憬。

在日本京都，每年都會開辦數次以海外學生為對象的英語課程，每次前來參加的學生們，都是來自世界各國。其中也有來自南美、非洲等的遠道從地球的另一端前來的學生，因此我常常會覺得很驚訝「在那麼遙遠的國家中，也有人在使用靈氣」的事實。

直傳靈氣課程每次都會因為來自世界各地的人們的參加而熱鬧非凡。每年開辦數次的英語課程，會有來自英國、美國（含夏威夷）、德國、荷蘭、義大利、法國、奧地利、瑞典、南非、俄羅斯、台灣等等的國家，可說是全球各洲大陸的人們都齊聚一堂。這讓我曾經在開場白時說過這眞是一場「靈氣奧林匹克」的課程。

在海外，特別是西洋人會特別重視理論，所以在課堂中都會提出大量的問題，當老師還在回答某一個人的問題時，等著問下一個問題的人就會等不及而先把手舉起來，這就像是無言地說著「下一個是我」的感覺。這和日本人的上課氣氛完全不同。

而且在海外課程中所提出的問題，往往都是日本人想不到的，有時甚至連問題本身都是身爲日本人的我們所無法理解的。所以仔細想想，在與日本有著文化差異、言語差異、想法差異的異國，靈氣會隨著各地國家的想法不同而逐漸被改變，這也是不難理解。

但是在課程開始後的互相練習中，每次就會馬上呈現一種和諧的氣氛。讓我感到非常開心的是，雖然國籍或人種不同，但是由於「靈氣」卻可以融合爲一體。

這景象對我來說，或許是再普通不過的景象而已。但是仔細想想，在紛爭不斷的世界上，可以看到上述景象實在是非常棒的一件事。而這之間的共通語言就是「手的感覺」，並且我可以實際從內心感受到，在此點上並無國境存在。

課程結束後的夜晚，通常就會跟意氣投合的學員們，前往附近的居酒屋一起品嚐日本的美味食物。有時在課程結束後，也會帶著大家前往鞍馬山。有時則會像是脫韁的野馬一樣，跟大家一起去唱卡拉 OK、或是進行京都觀光、體驗禪坐、或是進行購物等等，讓大家從內到外完全體驗日本文化，不留下任何遺憾之後再踏上歸途。每次跟這些海外同學們的相聚時刻，都有一種讓我再一次重新發現日本魅力的感覺。

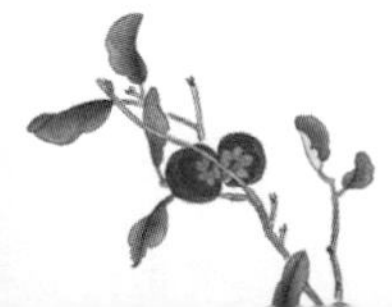

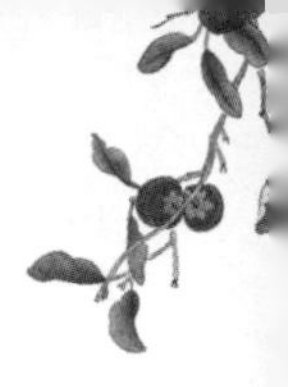

另外最令我高興的就是，即使在海外參加課程的同學們，或是前來日本參加課程的海外同學們，都會持續實踐靈氣，而有的同學在隔年會再度前來參加課程複訓或參加師範課程，因此幾乎都可以再度見到大家。這之中也有些同學只要一有機會便會前來參加課程，連海外課程也是每年就像舉辦同學會一樣。目前在世界上也已經有許多具備師範格、師範資格的教師，他們也都在自己的國家中，開辦教授正式的直傳靈氣課程內容。

在協助開辦課程之餘，我是直傳靈氣的負責海外職員，會擔任海外的師範們的修畢證書之發送窗口，或每日對應由海外各地師範所寄來的信件。而我也確信這些師範格及師範的教師們，都會在他們自己的國家越來越活躍，而能夠讓靈氣推廣到世界的各個角落。在海外廣傳的日本靈氣，在今後的日本國內，若是可以成爲擴展靈氣的起爆劑的話，那應該可說就是一種良性「外壓」。

我自己也在大阪以日本學生爲對象，開辦直傳靈氣課程。當我想到自己在開辦直傳靈氣課程的同一天，在世界各地的師範們也在開辦著直傳靈氣時，就會覺得興奮不已。我想我也不能輸給海外的師範教師們，今後我也要在靈氣發祥地日本，成爲推廣靈氣的一員。我希望「在不久的將來，以靈氣從日本開始，而抵達全世界合一的那一天」會到來，也確信這一天一定會到來。

我與靈氣相遇已經十一年了，至今依然有許多可以讓我學習的地方，而我非常感謝給予我機會的直傳靈氣研究會，以及將我引導到靈氣的那隻無形的手。謝謝你們。

2・「誕生於日本且受到世界各地所喜愛的療法」——師範 Jose Sugawara Alberto（負責海外職員　阿根廷）

我是出生於阿根廷的日裔第三代。在阿根廷取得會計師資格後，就以文科省獎學金學生的身分，前往日本留學。當我從京都大學經濟學研究科畢業後，我又進入了同大學的博士課程繼續深造。以下想與大家分享我對直傳靈氣課程及之後實踐的體驗。

靈氣在阿根廷非常人氣，就如同在外面時，人家常常會詢問我「你會不會空手道」一樣，周遭的人也常常會詢問我「你會不會靈氣」，這是因爲我是日裔也有張日本人的臉的緣故，有一大半的阿根廷人都會認爲，每個日本人都應該會一些空手道或武道等等，所以才會認爲我一定也會源起於日本的靈氣。

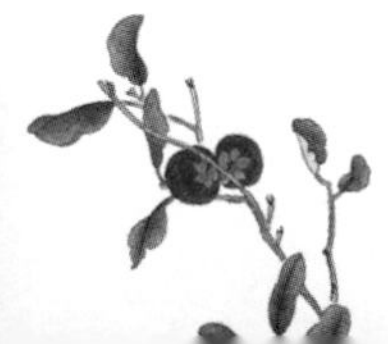

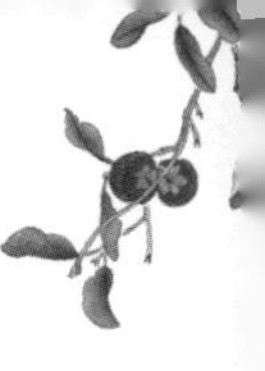

當我在阿根廷時，常常會聽到「靈氣」這個字，而我對靈氣的了解僅止於知道，靈氣是一種起源於日本的療法而已。因爲在書店中有許多靈氣的相關書籍，因此當我去確認裡面所寫的內容時，發現其中介紹了我從來沒見過也不像是日語中的日文漢字，但書中卻說這些異形文字是日文，所以我就不再對靈氣產生任何興趣。

我來日本兩年後的二〇〇九年三月，是我第一次正式進入直傳靈氣課程學習。我會參加這次課程是因爲我現在的妻子的緣故。我們當時還沒有結婚，而她當時是在墨西哥的公費留學生，因爲當時認識的某位留學生幫她進行了療癒之後，她開始對療癒感到非常有興趣。因此她在二〇〇八年八月回國後，就開始學習許多有關能量方面的課程，而也去上了直傳靈氣。在這之後她曾對我施作直傳靈氣，因此讓我經驗到從未有過的感覺。她的手非常地熱，而當她的手放在我身體上時，我的心情就非常放鬆像是快要睡著一樣。

第一次的靈氣體驗讓我非常驚訝，因此我也想要學會靈氣。因爲在京都剛好就有直傳靈氣研究會總部，所以我就在京都參加了山口老師的課程。直傳靈氣研究會都會定期舉辦英語授課，因此對我這樣的外國人來說，是非常令人開心的機會。

英語授課非常國際化，有許多國家的人都對靈氣都非常有興趣，這讓我感到非常感動。這些前來參加課程的人們，有些是在自己國家中已經是靈氣教師，或是對於能量相關知識非常豐富的人們，當然也有第一次學習靈氣的人。而大家的共通點就是，每個人聽了山口老師的話語，都非常熱心地想要認眞理解，而且也提出了許多問題，因此我覺得非常有趣。

不知道是否因爲我流著日本人的血液，所以當我知道誕生自日本的療法，能被夠全世界的人所喜愛，讓我覺得非常開心。而且我可以跟著這些喜歡日本誕生的療法的人們一起學習靈氣，也讓我覺得非常喜悅。我最開心的說到底還是，可以從山口老師處學到直傳靈氣，這讓我覺得非常光榮。

山口老師從孩童時期開始便接受靈氣，我想應該是繼千代子老師之後的最具備靈氣經驗者。我想我應該有很多地方可以向山口老師學習。老實說，我最初並不太能夠感受到靈氣，所以我會有些擔心是否我的靈氣眞的有效，但是在課程結束之後，隨著不斷地實踐靈氣的經驗增加，也開始逐漸了解到靈氣眞的是一個了不起的療法。

有一天，我的妻子因爲連續現場表演佛郎明哥，因此腰部非常疼痛。而我就跟以往一樣，讓她躺在床上而由我幫她施作靈氣，此時我太太的脊椎突然發出一個聲響，接著就在一瞬間進行了非常大幅度的震動後，腰部的疼痛感居然完全消失，我們夫妻兩人都對靈氣的厲害之處感到非常驚訝。

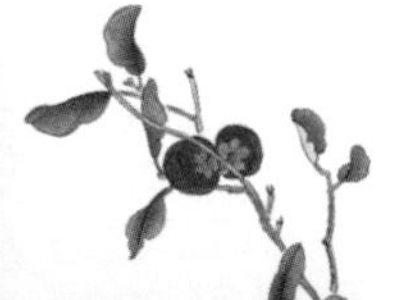

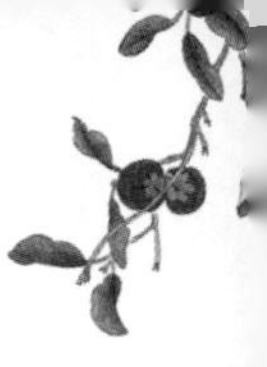

還有當我太太懷孕時，每當她的腰痛或腹痛時，我都是以手施作靈氣就讓這些不適的症狀消失。我太太的陣痛也是使用靈氣才耐得住。非常有趣的是，身爲母親的她會感覺到肚子裡的孩子，她說「我肚子裡的孩子，也很喜歡靈氣。因爲，當把手放在肚子時，裡面的孩子就會往手的方向移動，而會開始感覺到孩子的胎動」。

我的小孩現在已經兩歲了，也是托靈氣的福一直都是個非常元氣的小孩，雖然常常會玩到跌倒或撞傷，但是就像是課堂上所教導的一樣，受傷的傷口或火傷都可以立即使用靈氣來處理，感冒也是一樣。因此我的小孩從來沒有過前往醫院看病的紀錄。更重要的是由於我們父母親使用靈氣的緣故，因此可以充分給予對於小孩最重要的肌膚接觸。如果在日常生活中使用靈氣的話，則育兒就會變得非常輕鬆，因此對於有小孩的父母親們，我更是特別推薦使用靈氣。

學習靈氣已經將近四年了，我在二〇一二年四月取得師範資格之後，我自己也會開辦正式的直傳靈氣課程。我常聽到前來上過課程的同學來報告說，他們在課程中所學到的知識，完全可以活用在實際的生活中，這讓他們覺得非常高興。之後也有人跟我報告說，本來是自閉在家無法外出的人，在上完直傳靈氣課程後，開始可以挑戰各式各樣新的事物。還有人跟我報告說，她的丈夫是絕對不會相信眼睛看不到的東西的頑固者，但是當他肩膀痛或腰痛很嚴重時，在幫他施作靈氣後，他會覺得非常舒適而疼痛感似乎也消失無蹤，因此現在也會拜託我說「請幫我做你的那個雙手能量」。

二〇一一年十二月及二〇一三年三月，我也在西班牙擔任山口老師的直傳靈氣課程的西語口譯。在西班牙幾乎都是西洋靈氣，而且有許多不同的複數團體狀態非常複雜。使得本來就很複雜的狀態又更加擴大混亂的是，從日本去的西洋靈氣老師，即使根本不是千代子老師的弟子，居然謊稱「他在教授千代子老師的靈氣」，而且竟然還在西班牙擅自培育靈氣教師班（並非直傳靈氣）。許多那樣因爲被騙而培訓出來的西洋靈氣教師，他們會抱著許多疑問，而爲了想要找出答案，就前來參加山口老師的直傳靈氣課程。

在上課的過程中他們非常有活力，特別是對山口老師的提問特別多。所提問的問題都是之前連聽都沒有聽過的內容，而山口老師也一一仔細回答。比如說有人問，是否曾經在戰爭時期使用過遠距靈氣來擊落美軍飛機？等等的我根本沒有聽過，當然也不可能實際發生的許多奇奇怪怪的問題。我可以親身感受到，實在是有太多的有關靈氣的錯誤情報，長期以來混亂地不停流傳。對於當時擔任翻譯的我來說，實在是一個非常好的學習經驗。在課程完畢後詢問了山口老師的感想，山口老師也說這跟初期在日本開辦直傳靈氣時的狀況一模一樣。

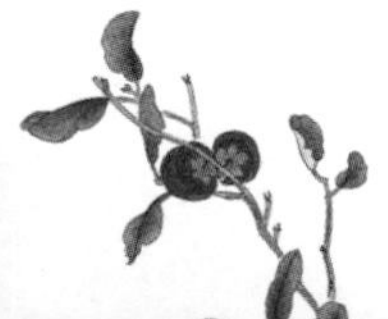

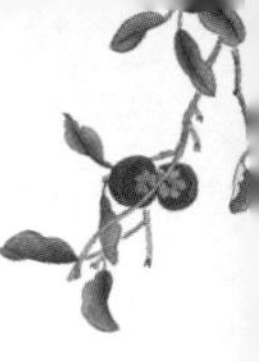

山口老師在西班牙做過兩次的演講，並且在座無虛席的會場中，一一仔細回覆大家的問題。因此不論是參加課程或參加演講會的人們，似乎都對山口老師的回覆都感到非常滿足。今後如果還能夠跟山口老師一起進行西班牙語的直傳靈氣課程的話，那我一定會非常開心。我也想要將直傳靈氣在西班牙語圈推廣開來。

3．「與靈氣環遊世界」——師範 Amanda Jaynem

我最初見到直傳靈氣的山口千代子老師、山口忠夫老師是二〇〇二年。那一天的相遇，至今我的記憶依然清晰一如往昔。那並非是老師們對我說了什麼，或是做了什麼的緣故；而就像是一種感覺，一種非常令人懷念的回憶。

當年我住在京都，在大阪的英文學校擔任講師。與直傳靈氣產生命運性的相遇，是始於十年前夏末的某天，我被日本同事帶去訪問老師家開始。

因爲老師們非常親切地招呼我，所以雖然是第一次拜訪的地方，卻讓我覺得很放鬆。我直覺地就想，如果我要學習靈氣，就一定要在這裡學。

之後我馬上就跟千代子老師及忠夫老師學習靈氣，但在隔年二〇〇三年千代子老師過世後，我就接著在忠夫老師處，參加複訓並重複學習。

當然，這除了讓我學習到許多豐富的知識之外，在我每次參加時，我都會感覺到靈氣在自己體內流動。我腦中的雜音會停止，而內心開始平靜下來。這種感覺讓人覺得非常安詳。

前來日本的數年前，我曾經在玻利維亞參加孤兒院的志工，因而感染了沙門氏菌而導致腸傷寒。之後雖然狀況變好，但卻因爲腸周圍會常常被侵襲而感到非常苦惱。醫生也跟我說「像這樣的疼痛，必定會伴隨著你一生」。

在學習直傳靈氣之後，我遵照千代子老師的建議，開始對自己的腹部施作靈氣。每天我都會以疼痛區域爲中心而用手尋找病腺，並且持續地將手放在該處不斷地施作靈氣。就在不知不覺當中，我發現我已經養成了將手放在自己腹部的習慣了。使用靈氣非常簡單，不論是放鬆看電視時、睡前躺在床上時、身體覺得不舒適時，只要將手放在身體上即可。因爲非常簡單，所以在日常生活中可以讓人常常使用也非常地方便。

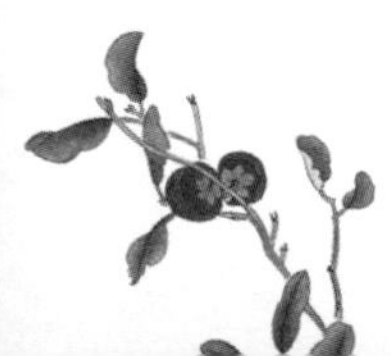

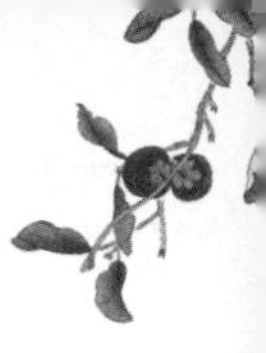

之後，靈氣就逐漸融入我的生活當中。甚至不知從何時開始，對我來說已經成爲我生活的中心了。我也發現之前醫生曾經對我說過的「必定會伴隨我一生」的腹痛，其疼痛度也隨著日子的經過越來越減少，已經確實開始感到改善許多，而在過了一年以後，就完全消失了。

二〇〇六年春天，在我要離開住慣五年的日本之前，我已經取得教授直傳靈氣的資格。當時雖然我對未來尚未做出任何決定，但如果是要將靈氣的優越性與他人分享的話，我想我一定比任何人都還要清楚。非常開心的是我也如願以償，在英國、美國、加拿大、澳洲等等的世界各地教授直傳靈氣，我要在世界各地教授直傳靈氣的夢想已經實現。

當我以西洋人爲對象進行教授時，我開始察覺到很多事情。在這之中我覺得最有興趣的就是，有關靈氣的基本思想在傳遞到西洋世界後會發生什麼樣的變化。

在西方諸國推廣靈氣的過程中，有很多的內容會產生極大變化的理由實際上非常單純。這是因爲文化背景及基本思想的不同，因而產生的單純誤解。

舉個例子來說，在西洋廣傳的西洋靈氣，會教導在最初施作靈氣時，爲了要「打開西洋靈氣的開關」，因此需要使用符號或咒語。這個做法可能是起源於，西洋人認爲所謂「神性，是與我們人類距離遙遠的存在」，但是東洋思想中會認爲「神性存在於我們人類的內在，我們任何時候都可以連結該能量」，因此就開始產生誤解。於是在西洋靈氣的授課當中，就會因爲要連結能量而「必須做些什麼特別的事情」，導致發展出「連結能量用的符號或咒語」的理論。

因爲我曾經住過日本，所以可以接觸到日本人的思想方式。這對我來說，已經成爲我現在教授靈氣非常重要的資糧。

離開日本之後的隔年，我參加了某個慈善團體的活動，而待在波士尼亞數週。我待在位於狄那里克阿爾卑斯山脈的山谷中，這裡號稱東歐最美麗的街道——塞拉耶佛。

但是自一九九二年起，連續三年不斷擴大的戰爭慘禍，至今當地都還有許多人留下了無法抹滅的精神及身體的傷害。我以這樣的人們爲對象，每天平均對五個身心受到戰爭創傷的人施作靈氣。

在這當中，很多都是在強制收監到收容所期間，受到極爲非人道的虐待或不斷受到重複強暴的痛苦女性，也有許多在戰爭中身體受傷的男性。這些人們每個都因爲極度的精神壓力而產生了許多身體症狀。對他們施作靈氣的每一天，是我從未有過的深刻人生經驗，也讓我能夠再一次謙虛學習並深入思考。

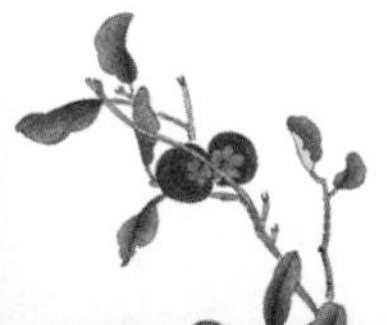

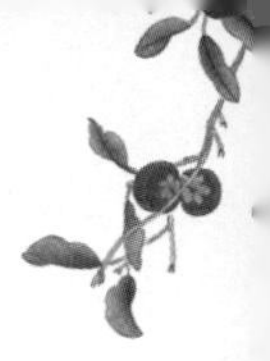

對他們來說，靈氣是全新的體驗。在我抵達之前，他們想像這應該就是類似按摩療法而已，當我一開始進行施作靈氣時，只是很單純地將手放在頭部或患部，所以當初大家都覺得有些錯愕，其中有些人也會認為「我才不相信」。

經歷過極限狀況的這些人，原本應該需要經過數月的定期施作靈氣才行。但是非常可惜的是，因為我的滯留時間太短，最終無法確認到底可以出現多少效果。可是當我詢問前來接受過靈氣施術二次的人們時，他們均回答我「我覺得很溫暖」、「我覺得很驚訝」等，都是給予善意的回應。

靈氣肇祖臼井大師自身所著的《公開傳授》中曾提過「慢性病並非簡單，而是需要數次的治療，但是即使只是經過一次的治療，也會產生效果」，這樣的說法在我自己親身經驗中獲得證實。

被我施作靈氣者當中，有位年輕男性因為在小時候，經歷了親眼看到自小跟在自己後面玩耍的妹妹，在自己眼前被殺害的淒慘經驗，所以在這事件發生後的十年以上的歲月中，每天都無法睡覺，晚上也會做惡夢，大約每二～三小時就會被驚醒，所以長年以來都被間接的壓力、憂鬱症狀、癲癇及其他症狀所苦。

我對這位年輕男性進行了九十分鐘的靈氣施術時，他一開始很快就睡著，在過程中完全沒有醒過來，他自己也覺得非常地驚訝。

數日後我又幫他施作第二次時，他滿臉笑容興奮地跟我說「從上一次的施術後，我每天晚上都可以熟睡了」。他周遭的人也對於他的變化感到非常驚訝。因爲他變得活力湧現，整個人像是重新活過來似的，不會再像以前一樣，心中一直承載著沉重負荷。我聽了他所描述的改變後，我整個心中非常感動而熱淚盈眶。我不得不感謝直傳靈氣這個極佳的禮物。

在波士尼亞的每一天中，對我的人生來說都是一場大學習，而且我在施作靈氣時，就會體驗到各式各樣的發現。每次爲這些人進行靈氣施作時，都像是在一個充滿愛的地方一起度過，言語的高牆、學習的障礙，以及他們經歷到的恐懼，都讓我漸漸能夠與之融合。當我跟這裡的人們之間，建立起更深厚的關係時，就會讓我更覺得憐惜他們的經歷。我本來就很喜歡旅行，但是我連想都沒有想過，可以環遊世界並同時推廣靈氣。

之後在二〇〇九年，我被一位叫做 Richard Newey 的男性拜託加入成爲「縱貫美國競賽」的支援小組的一員。這是縱貫美國的世界最瘋狂的自行車競賽，路徑是從西海岸到東海岸，全長高達三千哩。他是以個人自行車參賽者的身分參賽。

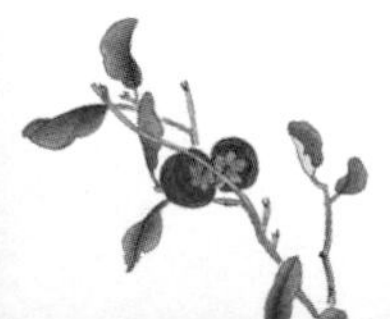

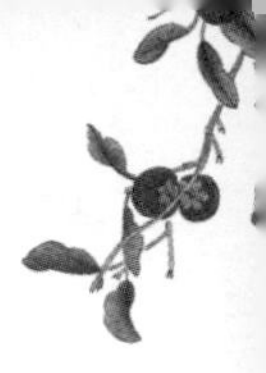

因爲要一個人獨自縱貫大陸，所以每天必須連續騎乘腳踏車二十二小時，而每天只能夠睡兩個小時，並且要穿越落磯山脈、紀念碑谷、堪薩斯州的大平原，而抵達阿巴拉契亞山脈。他最後將此壯舉在十天內完成。

他當初自己也不知道爲何要邀請我加入支援小組，他說只是直覺地知道「他需要我」。當時的他也不知道靈氣爲何物。支援小組每天的任務，就是將競賽經緯及行走地點跟英國的支援小組報告。但是當競賽開始不久後，我就了解我眞正的任務了。

在競賽中，他的大腿因爲騎腳踏車的摩擦而紅腫且傷口裂開。當時情況看來有些嚴重，甚至連是否能夠繼續完成競賽也是未知數。而我就從後方跟著移動的支援小組的車子內，不斷地對他施作遠距靈氣。

另外，我也同時聯絡我的靈氣夥伴們，拜託他們一起幫助我爲他施作遠距靈氣。當然，他本身並不期待我對他施作靈氣的效果。但是令人驚訝的是，已經裂開的傷口竟然在數日之內便痊癒了。本來還因爲傷口的狀況，一度考慮是否要中途棄權，最後竟然還是可以持續每天騎二十二小時的自行車。

他一直念念有詞說「爲何那麼快就痊癒了？眞的無法相信，而且還是在我一直繼續騎腳踏車的狀態下」。

之後隨著路途的標高越來越高，他開始出現流鼻血的症狀。那時我也是保持冷靜，並遵照直傳靈氣中所教的「鼻血治療法」爲他施作靈氣。我讓他臉朝著地面，用我的手指夾著他的鼻子兩翼與鼻根，另一隻手則放在他的後腦杓幫他施作靈氣。雖然鼻血的量暫時增加，但不久之後便停止了。我眞的非常感謝我會使用靈氣。

再一次如願以償地拜訪日本是二〇〇九年。這次的去訪目的是爲了完成，我以前住在日本時無法完成的「四國八十八所靈場遍路」。

這是一個要四十九天之內，一個人單獨行走一千兩百公里的嚴苛旅程。但是我告訴自已，因爲我會靈氣所以一定沒問題。雖然在旅途中我的腳感到劇痛、也曾遇到颱風、也迷路了無數次、也曾邊走邊哭，但是非常不可思議的是我並沒有浮現任何放棄的念頭。

每天晚上直到睡覺前，我都會盡可能地爲我走到長滿嚴重水泡的雙腳施作靈氣。如果我沒有靈氣的話，在這樣嚴重的狀態下，我一定無法撐到最後。

在颱風或山中時，當經驗到孤獨、被恐懼感侵襲、或是內心快要萎縮時，我的靈氣夥伴們爲我施作的遠距靈氣，成爲我內心最大的支持，也因此讓我能夠持續走完全程。

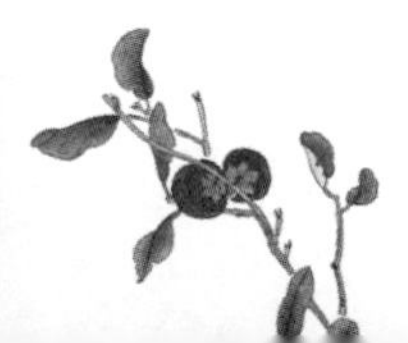

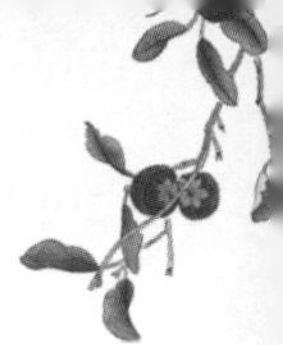

在這次的四國遍路的旅程中，讓我更深刻地理解了靈氣。即使遭遇了自己認爲無法承受的事情，也能夠不輕言放棄而繼續完成旅程，就一定可以看見不同的啓發。就這樣隨著我自己慢慢的一點一滴的變化，我開始覺察到自己周圍的狀況，及其隱藏在背後以前不曾注意到的啓發。

這也跟我前進靈氣的道路時一樣。即使經過了十年，越是實踐直傳靈氣，則越是能夠實際不斷感受到直傳靈氣更爲深奧的內涵。我非常感謝讓我自己產生改變的靈氣，今後我也將會繼續我的靈氣之旅。

最後——將直傳靈氣的卓越性傳遞到全世界

靈氣，對我來說是日常生活的一部分。若說我是靈氣養育長大的一點也不爲過。我從小身體就特別弱，因此在所有兄弟姊妹當中，我是接受最多靈氣恩惠的人，但也因此讓我沒有成爲藥罐子而能夠健康長大。因爲我從小就接受靈氣的養育，所以我十分了解靈氣所帶來的恩惠。

我非常希望有更多的人們，能夠正確了解靈氣的卓越性。正因爲這個來自內心的願望，因此我創立了「直傳靈氣研究會」。但是另一方面也感覺到，要讓一般大眾理解確實是有些困難性。

在大眾難以理解的理由當中，除了靈氣會帶給人們「神祕的」、「宗教的」等等容易產生先入爲主的印象之外，另一方面也是因爲目前一般社會大眾還是認爲，感冒了就服用藥品、受傷了就擦藥等的概念都是理所當然的。如果要顛覆這樣的「社會常識」的話，除了讓更多人體驗靈氣之外別無他法。

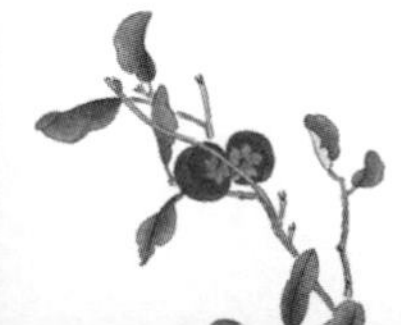

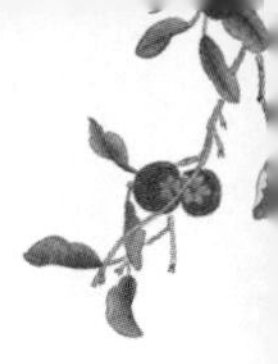

在我的日常生活中，理所當然存在的靈氣，還有我母親在日常生活中爲他人施作靈氣、療癒他人的行蹟，都是我目前所有活動的原點，今後也不會有任何改變。

二十一世紀稱爲「心的世紀、生命的世紀」。就如同這句話一樣，現代可說是個「療癒熱潮（Healing Boom）」的時代，靈氣及療癒都已經深入一般社會中。

直傳靈氣研究會，將起源於日本的靈氣作爲替代醫療的王牌，以期能夠像在歐美等地活用在一般的醫療現場中，並且扮演日本的先鋒角色持續進行相關活動。今後，力量雖然尚屬微薄，但也會朝著貢獻社會的方向繼續謙虛努力前進。

爲了達成上述目標，就必須讓道路不能間斷，因此今後的持續活動非常重要。近幾年我開始感到「如果再這麼下去的話，傳承於山口家的祕傳靈氣將會風化消失」的危機感。我母親已經過世，而我也已經漸漸年邁。我的許多實踐靈氣的親戚朋友們也到了一定年齡，其中有些也已經過世，我母親的兄姊們也是已經相當高齡了。

我的孩子們，都是接受他們的祖母（千代子老師）或從身爲父親的我的靈氣養育長大的，所以我的孩子們絕對不會忘記靈氣。但是我的孩子們是否願意像我母親及我一樣，繼續繼承靈氣的道路，這還是未知數。無論如何，如果今天沒有鑄造好雛形的話，則有一天必定會從世上消失。

在我還有精力推廣活動之時，希望直傳的「靈氣」能夠正確傳承給世人，而且並非只停留在「療癒」階段，希望作爲「替代醫療」而能夠進入每個人的日常生活中，我覺得這就是我的人生使命。最後，藉此出版之際，再一次地衷心感謝所有協助、指導我的人們，謝謝大家。

二〇一三年五月吉日

直傳靈氣研究會代表　**山口忠夫**

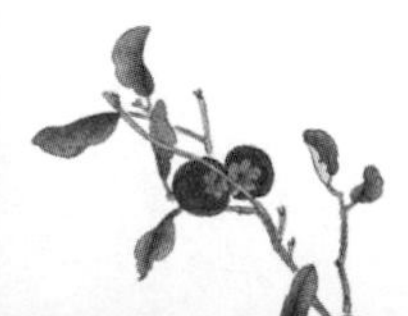

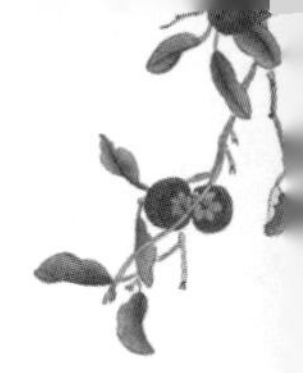

年表・直傳靈氣的歷史腳步

1865年　8月15日　臼井甕男大師，生於岐阜縣

1879年　9月15日　林忠次郎大師，生於東京府（現東京都）

1921年　12月18日　山口千代子老師，生於京都府

1922年　3月　臼井大師進入鞍馬山，獲得開悟後，創始「心身改善　臼井靈氣療法」

1923年　4月　移住東京・青山原宿，設立「臼井靈氣療法學會」

1923年　9月　關東大地震

1925年　2月　新建中野道場

1926年　3月9日　臼井大師，歸幽（享年62歲）

1930年　菅野和三郎接受林忠次郎大師之靈授（大阪府堺市）

1935年　於菅野和三郎的故鄉・石川縣大聖寺，林忠次郎大師第一次

1938年　舉辦講習會
1940年5月11日　山口千代子老師接受林忠次郎大師之靈授（石川縣大聖寺）
1942年　林忠次郎大師，過世
山口千代子與山口庄助結婚，移住滿洲
1945年8月15日　林智慧老師叮囑要在滿洲普及靈氣
1952年　第二次世界大戰，日本戰敗
1957年　四男忠夫誕生
1962年　忠夫5歲時，接受母千代子之靈授
1990年左右　忠夫10歲時，開始自我靈氣
1996年左右　靈氣使用「Reiki」之名，逆向回輸至日本
1999年4月30日　山口千代子、忠夫，遇見已經開始盛行於日本的西洋靈氣
2000年7月28日　創立直傳靈氣研究會（目前的直傳靈氣療癒中心——京都）
開始第一次直傳靈氣課程
法蘭克・阿加伐・彼得（Frank Arjava Petter）參加直傳靈氣課程

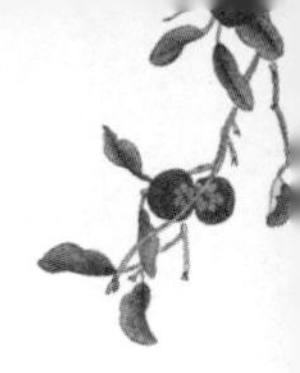

2001年 7月 開始第一次英語授課

7月22日 開始第一次東京授課（之後定期於東京開辦。目前札幌、福岡、名古屋、仙台、山形等均會開辦）

2002年 3月30日 開始師範格養成課程

發行與法蘭克・阿加伐・彼得（Frank Arjava Petter）共著書「Hayashi Reiki Manual」英文版（目前翻譯成十國語言以上發售中）

2003年 3月30日 開始師範養成課程

6月30日 發行「直傳靈氣～靈氣眞相與歷史腳步」BAB Japan 出版

8月19日 山口千代子老師，過世

2004年 7月 開始海外課程（德國）

2005年 2月1日 設立直傳靈氣療癒中心-東京

2006年 4月10日 開始大師範養成課程

10月 直傳靈氣療癒中心——京都，改裝後重新開幕

2007年 6月5日 出版「直傳靈氣～Light on the Origins of Reiki～」英

文版、德文版等其他

2007年6月 發行「直傳靈氣」新裝改訂版

2010年11月 安保徹醫師演講會（京都）

2013年6月 發行「直傳靈氣」新裝改訂版

10月19日 日本全體醫學教會會長帶津三敬病院理事長
帶津良一醫師特別演講會（京都）

12月7日 帶津良一醫師特別演講會（東京）

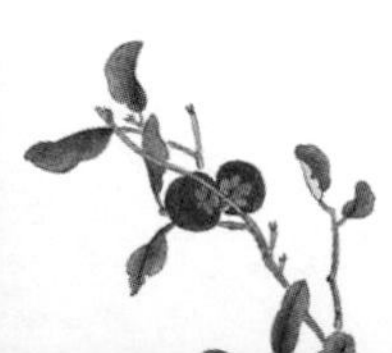

直傳靈氣研究會：台北分會

（開課資訊）

◆課程名稱：直傳靈氣課程（前期・後期）

◆課程內容：前後期課程，共五個講座
（前期一、二、三 & 後期一、二），總共需 15 小時。

◆認證講師：盧隆婷
（Vivian Lu，本書譯者 / 日本總部認證講師 / 總部中文班統籌）

◆總部認證：含以下項目
✠中文教材：全教材繁體中文化
✠靈授運作：前期課程三次，後期課程二次
✠國際認證：英文國際證書及日文靈授書

◆認證單位：日本直傳靈氣研究會
（Jikiden Reiki Institute in Kyoto, Japan）

◆開課訊息：
✠日期 / 地點：https://jikidenreiki-taipei.com
（京都・台北・上海・香港）
✠人數 4 名以上，歡迎個人或單位洽詢特定開辦時間。

◆詢問・報名：
✠直傳靈氣研究會-台北分會
（中文）URL：https://jikidenreiki-taipei.com
E-mail：vivianseminar@gmail.com
Tel：0952-587-226（11:00～20:00）

作者／**山口忠夫**（Yamaguchi Tadao）
直傳靈氣研究會代表

1952 年生。自孩童時期以來即被靈氣療法所養育成人，5 歲時接受母・千代子的靈授（也有被母親以外的靈氣繼承者靈授）。10 歲時開始自我靈氣，自此以來作為靈氣實踐及研究者至今。於歐亞日美各大洲推廣已一度失傳的源自於日本的靈氣神髓。

身為林忠次郎大師最後的繼承者——山口千代子之子，除了公開二戰後西洋靈氣中從不曾知道的來自於林忠次郎大師的奧義之外，並嚴謹創辦直傳靈氣研究會，以將起源於日本的靈氣作為替代醫療的王牌，致力活用在一般的醫療現場，希望「直傳靈氣」能夠正確繼續傳承給世人，並作為「替代醫療」而能進入每個人的日常生活中為使命。

日本直傳靈氣研究會：http://www.jikiden-reiki.com

譯者／**盧隆婷**（Vivian Lu）
直傳靈氣研究會　台北分會負責人

專精於研究世界各地神話的奧祕、宇宙與人體能量的奧祕、情感與知性的奧祕及靈魂的奧祕。畢業於東吳大學日文系/日本國立大阪大學人間科學部，擁有教育學碩士學位長年致力研究，心與腦的科學／人類學／教育國際化／基礎・認知・環境心理學／社會學／教育工學／教育心理學／異文化交流理論等，諸多相關各領域。

在多如繁星般的能量療法中，認為直傳靈氣為當今與未來最具潛力的能量療法，此療法曾於二次大戰前的日本國內和現在世界各國，拯救過無數人的生命與痛苦，堅信在不久的將來，將再度成為使人重新獲得健康與幸福的替代療法之最佳選項之一。

因此於 2007 年引進「直傳靈氣」進入台灣，此後每年開辦至今。亦是為首位總部認證之授課講師，致力於使兩岸三地華語地區得以重新認識，一度在二戰後銷聲匿跡的起源於日本的靈氣眞相，以促使靈氣回歸眞正的主流而期待成為替代醫療法之一，並實現沒有疾病與沒有環境污染的世界。

直傳靈氣研究會（台北分會）：
http://jikidenreiki-taipei.com
E-mail：vivianseminar@gmail.com

直傳靈氣：靈氣真相與歷史腳步

THE ROOTS OF REIKI

建議售價・300元

國家圖書館出版品預行編目資料

直傳靈氣：靈氣真相與歷史腳步／山口忠夫 著；
盧隆婷 譯. --初版. 一臺中市：白象文化，民 104.10
面： 公分
ISBN 978-986-358-239-7（平裝）
1. 另類療法 2. 健康法 3. 能量
418.995　104017730

作　　者：山口忠夫
譯　　者：盧隆婷
校　　對：依莉莎白
編輯排版：黃麗穎
出版經紀：徐錦淳、林榮威、吳適意、林孟侃、陳逸儒、蔡晴如
設計創意：張禮南、何佳諠
經銷推廣：李莉吟、莊博亞、劉育姍、李如玉
營運管理：張輝潭、黃姿虹、黃麗穎、林金郎、曾千熏
發 行 人：張輝潭
出版發行：白象文化事業有限公司
402台中市南區美村路二段392號
出版、購書專線：（04）2265-2939
傳真：（04）2265-1171
印　　刷：基盛印刷工場
版　　次：2015年（民104）十月初版一刷
2017年（民106）六月初版二刷

設計編印

白象文化｜印書小舖
網　　址：www.ElephantWhite.com.tw
電　　郵：press.store@msa.hinet.net

因為是真實的

靈氣源頭，

所以能夠感受平安和樂；

因為是純正的

直系傳承，

所以能夠知悉核心精神！

第1章　何謂直傳靈氣

第2章　至今才得以揭開的靈氣真相

第3章　山口千代子與靈氣的相遇

第4章　與靈氣共生

第5章　林忠次郎大師的授課

第6章　林靈氣研究會編的「療法指針」

第7章　直傳靈氣研究會的實踐

第8章　直傳靈氣的奇蹟——體驗者的見證